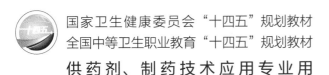

国家卫生健康委员会"十四五"规划教材
全国中等卫生职业教育"十四五"规划教材

供药剂、制药技术应用专业用

天然药物化学基础

第 2 版

主　编　王幼鹏

副主编　刘海霞　张志勇

编　者（以姓氏笔画为序）

王　芬（黑龙江护理高等专科学校）

王幼鹏（山东省临沂卫生学校）

方　莉（九江市卫生学校）

刘海霞（浙江省海宁卫生学校）

李子静（山东医学高等专科学校）

张志勇（广东省新兴中药学校）

张晓君（梧州市卫生学校）

唐　敏（四川卫生康复职业学院）

梁锦杰（广东云浮中医药职业学院）

人民卫生出版社
·北　京·

图书在版编目(CIP)数据

天然药物化学基础 / 王幼鹏主编 . — 2 版 . —北京:
人民卫生出版社,2022.8(2024.5重印)
ISBN 978-7-117-33195-1

Ⅰ. ①天… Ⅱ. ①王… Ⅲ. ①生物制品 – 药物化学 –
医学院校 – 教材 Ⅳ.①R284

中国版本图书馆 CIP 数据核字(2022)第 102158 号

人卫智网	www.ipmph.com	医学教育、学术、考试、健康, 购书智慧智能综合服务平台
人卫官网	www.pmph.com	人卫官方资讯发布平台

天然药物化学基础
Tianran Yaowu Huaxue Jichu
第 2 版

主　　编:王幼鹏
出版发行:人民卫生出版社(中继线 010-59780011)
地　　址:北京市朝阳区潘家园南里 19 号
邮　　编:100021
E - mail:pmph @ pmph.com
购书热线:010-59787592　010-59787584　010-65264830
印　　刷:北京华联印刷有限公司
经　　销:新华书店
开　　本:850×1168　1/16　印张:15
字　　数:284 千字
版　　次:2015 年 6 月第 1 版　2022 年 8 月第 2 版
印　　次:2024 年 5 月第 4 次印刷
标准书号:ISBN 978-7-117-33195-1
定　　价:45.00 元
打击盗版举报电话:010-59787491　E-mail:WQ @ pmph.com
质量问题联系电话:010-59787234　E-mail:zhiliang @ pmph.com
数字融合服务电话:4001118166　E-mail:zengzhi @ pmph.com

出版说明

为全面贯彻党的十九大和全国职业教育大会会议精神，落实《国家职业教育改革实施方案》《国务院办公厅关于加快医学教育创新发展的指导意见》等文件精神，更好地服务于现代卫生职业教育快速发展，满足卫生事业改革发展对医药卫生职业人才的需求，人民卫生出版社在全国卫生职业教育教学指导委员会的指导下，经过广泛的调研论证，全面启动了全国中等卫生职业教育药剂、制药技术应用专业第二轮规划教材的修订工作。

本轮教材围绕人才培养目标，遵循卫生职业教育教学规律，符合中等职业学校学生的认知特点，实现知识、能力和正确价值观培养的有机结合，体现中等卫生职业教育教学改革的先进理念，适应专业建设、课程建设、教学模式与方法改革创新等方面的需要，激发学生的学习兴趣和创新潜能。

本轮教材具有以下特点：

1. 坚持传承与创新，强化教材先进性　教材修订继续坚持"三基""五性""三特定"原则，基本知识与理论以"必需、够用"为度，强调基本技能的培养；同时适应中等卫生职业教育的需要，吸收行业发展的新知识、新技术、新方法，反映学科的新进展，对接职业标准和岗位要求，丰富实践教学内容，保证教材的先进性。

2. 坚持立德树人，突出课程思政　本套教材按照《习近平新时代中国特色社会主义思想进课程教材指南》要求，坚持立德树人、德技并修、育训结合，坚持正确价值导向，突出体现卫生职业教育领域课程思政的实践成果，培养学生的劳模精神、劳动精神、工匠精神，将中华优秀传统文化、革命文化、社会主义先进文化有机融入教材，发挥教材启智增慧的作用，引导学生刻苦学习、全面发展。

3. 依据教学标准，强调教学实用性　本套教材依据专业教学标准，以人才培养目标为导向，以职业技能培养为根本，设置了"学习目标""情境导入""知识链接""案例分析""思考题"等模块，更加符合中等职业学校学生的学习习惯，有利于学生建立对工作岗位的认识，体现中等卫生职业教育的特色，将专业精神、职业精神和工匠精神融入教材内容，充分体现教材的实用性。

4. 坚持理论与实践相结合，推进纸数融合建设　本套教材融传授知识、培养能力、提高素质为一体，重视培养学生的创新、获取信息及终身学习的能力，突出教材的实践性。在修订完善纸质教材内容的同时，同步建设了多样化的数字化教学资源，通过在纸质教材中添加二维码的方式，"无缝隙"地链接视频、微课、图片、PPT、自测题及文档等富媒体资源，激发学生的学习热情，满足学生自主性的学习要求。

众多教学经验丰富的专家教授以严谨负责的态度参与了本套教材的修订工作，各参编院校对编写工作的顺利开展给予了大力支持，在此对相关单位与各位编者表示诚挚的感谢！教材出版后，各位教师、学生在使用过程中，如发现问题请反馈给我们（renweiyaoxue@163.com），以便及时更正和修订完善。

人民卫生出版社

2022 年 4 月

前　言

　　天然药物化学基础是药剂、制药技术应用专业重要的专业基础课程之一。全国中等卫生职业教育"十四五"规划教材《天然药物化学基础》（第2版）是为了适应中等职业教育改革发展的需要，供药剂、制药技术应用专业等专业使用的规划教材。

　　本次教材修订以中等职业教育药剂、制药技术应用专业人才培养目标为依据，以培养具有崇高道德水准和高素质的技能型人才为中心任务。教材编写遵循卫生职业教育教学规律和人才培养规律，坚持"三基""五性""三特定"的基本原则，立德树人，突出"课程思政"；坚持基础知识必需、够用，加强技能实践力度；坚持质量第一，注重结构整体优化，打造具有鲜明职业特色的融合教材。

　　本教材在第1版教材框架的基础上，结合教材使用体验，在章节重组、内容编排创新、数字资源融入、模块多样等方面进行了凝练和修订，主要表现在以下几个方面。

　　1. 第一章绪论增加"天然药物化学成分的主要类型"简介，着重介绍各类化学成分的溶解性，为第二章溶剂提取法、两相溶剂萃取法等知识的讲授打好基础；第二章增加"提取分离方法和技术在天然药物制药行业的应用"，体现了校内专业教学与未来岗位需求初步对接。

　　2. 在"学习目标"前，增加"预习提示"，明确本章知识与基础知识、旧课知识间的关联，引导学生课前预习的方向；在"情境导入"环节，首选本专业领域内的典型思政案例，将"课程思政"目标落到实处；在正文编写中穿插"知识链接""课堂互动""案例分析""章（节）末小结"等学习模块，帮助学生了解专业领域的新事件，提高学习动力，建立美好的专业愿景；在"思考与练习"模块增加题量，并根据近年来执业药师考试大纲等同步编写数字自测题，为学生的接续培养奠定良好基础；在全书附录部分选录十余幅"药用植物或药材与有效成分图谱"，意在提示学生本课程讲授的主要内容是天然药物中的有效成分；在数字资源方面，本教材以纸质内容为核心，结合扫码即得的PPT课件、视频、自测题等内容，拓展辅助性多元化教学空间；在实训内容的编写中，注重对未来职业岗位需求的技能培养同时以考促练，制定了实训考核与评价标准。另外，实训内容中首次提出了"环保目标"，让学生成为"低碳绿色环保"的践行者，促进绿色校园的创建。

3. 根据黄酮、蒽醌、香豆素、强心苷和皂苷这五大成分的性质都属于苷类化合物的特点，将其整合到第三章"糖和苷类"化合物项下按"××节"的方式编写，既有利于老师教学，又有利于学生对同类知识的归纳、理解，从而将编写大纲压缩为六章（详见课程标准），内容结构更加合理。这是本次教材修订的一大创新。

参加本教材编写的人员有刘海霞（第一章）、方莉（第二章、实训一）、张晓君（第三章第一节、第四节）、王幼鹏（第三章第二节、实训二、附录）、李子静（第三章第三节、实训三）、张志勇（第三章第五节、第六节）、王芬（第四章、实训四）、梁锦杰（第五章、实训五）、唐敏（第六章、实训六）；全书由王幼鹏负责统稿，所有纸质教材编委均承担融合教材数字化内容的编写工作，数字资源由张晓君主审。

本教材是编写团队集体智慧的结晶和辛勤劳动的结果。编写过程中，我们参考、借鉴了许多专家、学者的研究成果和论著，得到了人民卫生出版社的帮助，得到了各位编者所在学校的支持，在此谨致谢意！

由于编者水平有限，书中难免还存在不妥之处，敬请同行及广大读者不吝赐教。

王幼鹏

2022 年 3 月

目 录

第一章
绪 论

预习提示

- 有机化学中酸、碱、糖的基本概念，杂环化合物等；天然药物学中天然药物的概念、分类等。
- 天然药物化学研究的主要内容、常用概念、成分的主要类型。

学习目标

- 掌握天然药物化学和有效成分的概念以及天然药物化学研究的主要内容。
- 熟悉天然药物化学成分的主要类型。
- 了解天然药物化学的发展，学习天然药物化学的目的。
- 正确理解有效成分与无效成分概念的相对性。
- 通过发展简介中列举的有效成分研究的典型实例，激发学生学习的原动力，树立学好本课程的自信心。

➡ 情境导入

情境描述：

　　小明的家乡是有名的种桑养蚕基地，从小他就跟着爷爷奶奶采桑叶喂养蚕宝宝，每年的四、五月份还能吃到桑树结出的美味果实——桑椹，爷爷奶奶还用桑树枝治疗关节痛。初中毕业后他来到当地的卫生学校读书，在学习天然药物化学基础课程后才知道桑树全身是宝，不同的入药部位会有不同的药用价值：桑叶具有疏散风热、清肺润燥、清肝明目的功效；桑椹具有滋阴补血、生津润燥的功效；桑枝具有祛风湿、利关节的功效；桑树的根皮剥取后经过简单加工也能入药，被称为"桑白皮"，具有泻肺平喘、利水消肿的功效。

　　那么，桑树中到底含有什么特别的物质，能让它具有这么多的药用价值呢？

学前导语：

　　通过学习天然药物化学基础这门课程，会让大家了解天然药物中治疗疾病的物质基础是什么，这些化学成分的主要类型有哪些，怎样将这些化学成分从天然药物中提取分离出来并结合药理学的知识来证明这些成分有药用价值。让我们和小明一起开启天然药物化学基础这门课程的探索之旅吧！

第一节　概述

　　在数千年的人类历史活动中，人们不断摸索积累了大量利用天然药物预防、治疗疾病的实践经验，而天然药物治病的物质基础是其含有的活性成分。天然药物化学是运用现代科学理论、方法和技术研究天然药物中化学成分的一门学科。学习天然药物化学对揭示天然药物的治病机理、保证药材的质量、优化制剂工艺等有重要的意义，也是实现中药现代化并推动中医药走向国际市场的"敲门砖"。

　　人类在漫长的历史活动中不断探索大自然，在寻找食物的同时发现了自然界的许多动植物甚至矿物质有防病治病的作用，因而有"药食同源"一说。人类对天然药物的应用虽然已有数千年的历史，但真正对其化学成分进行研究也不过数百年的时间，随着研究的不断进展和逐渐深入，天然药物化学逐渐成为一个独立的学科，而后逐步形成一门专业课程。其研究内容主要包括天然药物中化学成分的结构特点、理化性质、提取分离、检识方法和操作技术以及实际应用等。

一、天然药物及其化学成分

　　天然药物是药物的一个重要组成部分，包括植物、动物、矿物和微生物等，以植物来源为主。在我国天然药物主要是中草药。中草药的应用已有数千年的悠久历史，它与中医一起，形成了独特而完整的中医药理论体系，为中华民族的繁荣昌盛作出了巨大的贡献，是中国优秀传统文化的一个重要组成部分，也是大自然馈赠于全人类防病治病、养生保健的共同财富。

我国地域辽阔，物产丰富，天然药物资源数量也相当可观，据不完全统计我国天然药物资源多达1.3万多种。随着科学技术的进步，医疗实践的发展以及国家、地区、民族之间交流的日益增强，我国天然药物的品种和数量还会不断变化和扩大。如近些年来从海洋生物中逐渐发现了多肽类、大环聚酯类、萜类、聚醚类等多种具有生物活性的化合物，使"海洋天然药物化学"成为天然药物研究中的一个活跃分支；再如，与天然药物发展密切相关的生命科学领域，对人类基因组研究、蛋白质组研究、生物芯片的研究等，为天然药物的研究开辟了更大的空间，极大地推动和促进了天然药物化学学科的飞速发展。

？ 课堂互动

在你的生活中经常接触到的"药食同源"的天然药物有哪些？它们有哪些功效和应用？

天然药物防治疾病的物质基础是其所含的有效成分。一种天然药物往往含有结构不同、性质相异的多种化学成分。如麻黄药材中除了含有麻黄碱和伪麻黄碱外，还含有挥发油、淀粉、树脂、叶绿素、纤维素、草酸钙等成分。其中麻黄碱具有平喘、解痉作用，伪麻黄碱具有升压、利尿作用，都是麻黄中的生物活性成分。通常我们把具有生物活性，可以用分子式和结构式表示，并具有一定的物理常数（如熔点、沸点、旋光度、溶解度等）的单体化合物称为有效成分或活性成分。而麻黄中的淀粉、树脂、叶绿素、纤维素、草酸钙这些与有效成分共存的其他成分称为无效成分或杂质。天然药物在应用过程中，能清楚知道其有效成分的品种并不多，更多的情况下我们是把天然药物入药部位（如花、果、叶或根等）的粗提取物应用于临床或做成一定的剂型来治疗疾病。通常将这种尚未提纯、分离为单体化合物的有效成分混合体称为有效部分或有效部位。如《中华人民共和国药典》（简称《中国药典》）（2020年版）一部"植物油脂和提取物"项下收载的大黄流浸膏、山楂叶提取物、甘草浸膏、银杏叶提取物等都属于该药材的有效部位。

在多数情况下，把天然药物中含有的次生代谢产物如生物碱、黄酮、香豆素、强心苷、皂苷、蒽醌、挥发油等视为有效成分；而将天然药物中生长必需的营养物质如蛋白质、糖类、油脂、色素、树脂、鞣质等视为无效成分。

综上所述，有效成分具有以下特点：①多样性。一种天然药物中的有效成分可以是一种，也可以是多种。如天然药物阿片中的吗啡具有镇痛作用，罂粟碱具有解痉作用，可待因具有显著的镇咳作用。吗啡、罂粟碱、可待因是阿片中具有不同临床用途的有效成分。②相对性。有效成分和无效成分只是相对而言的，应根据临床用途进行取舍。如大黄中的蒽醌苷具有泻下功效，鞣质具有收敛作用，均为大黄的活性成分。当临床上用于致泻时大黄蒽醌苷是其有效成分，而鞣质则作为无效成分被除去；反之，当临床上需要应用其收敛功效时，大黄蒽醌苷类则被作为无效成分除去。③可开发性。随着现代临床药学研究的进一步发展，研究手段的进一步提高，原来不被认为是有效成分的一些化合物如氨基酸、蛋白质、多糖等也逐渐被挖掘出有一定的临床药用价值。如黄芪、人参中的多糖具有提高人体免疫力的功能；天花粉中的蛋白质具有引产的作用以及抗肿瘤、抗人类免疫缺陷病毒功效；猪苓中所含的猪苓多糖具有抗癌作用；天冬中的天门冬素具有祛痰止咳、抗菌、抗肿瘤作用。

🔗 知识链接

叶绿素的发现与结构确定

叶绿素是广泛存在于植物以及能进行光合作用的生命物体中的一类脂溶性色素，位与类囊体膜中。叶绿素为镁卟啉类化合物，包含叶绿素a、b、c、d、f以及原叶绿素和细菌叶绿素等。

19世纪初，俄国化学家、色谱分析法创始人M·C·茨维特用吸附色谱法证明了植物叶子中的叶绿素有两种成分。

20世纪初，德国化学家韦尔斯泰特利用当时最先进的色谱分离法得到了绿叶中的神秘物质——叶绿素，并于1915年获得诺贝尔化学奖；随后，德国H·菲舍尔等经过多年努力，弄清了叶绿素复杂的化学结构。

1960年美国R·B·伍德沃德领导的实验室合成了叶绿素a，至此，叶绿素的分子结构得到定论。

叶绿素具有造血、提供维生素、解毒、抗病等多种作用，日常生活中我们往往通过食用绿叶蔬菜来补充各类微量元素，同时，摄入的叶绿素也起到了增强体质的作用；在外科治疗上，叶绿素还具有良好的刺激肉芽生长、促进创面愈合的作用。

二、天然药物化学成分的主要类型

常见天然药物化学成分主要类型、性质及代表化合物见表1-1。

表1-1　天然药物化学成分主要类型及代表化合物

成分类型（特点）	主要性质	代表化合物	来源及功效
苷类：由糖与非糖物质结合而成的一类化合物	苷键具有水解性。苷元不溶于水，易溶于有机溶剂；苷能溶于水、乙醇等	天麻苷	兰科植物天麻的干燥块茎，具有镇静、催眠、抗惊厥作用
生物碱类：含氮的有机化合物，大多数具有复杂的氮杂环结构	多数显碱性，可与酸结合成盐。游离生物碱不溶于水，易溶于有机溶剂；生物碱盐溶于水、乙醇，不溶亲脂性有机溶剂	吗啡	罂粟科植物罂粟的成熟蒴果，具有镇痛的功效，成瘾性强
挥发油：存在于植物油管、油室、分泌细胞或树脂道中，为多组分混合物	具芳香气味，室温下可以挥发的油状液体。不溶或难溶于水，可溶于有机溶剂，能随水蒸气蒸馏	薄荷醇	唇形科植物薄荷的干燥地上部分，作用于皮肤具有清凉止痒的作用，内服具有镇痛和杀菌作用

成分类型（特点）	主要性质	代表化合物	来源及功效
鞣质(单宁)：分子量较大、结构复杂的多元酚类化合物	有强还原性，可与蛋白质、重金属盐等生成沉淀。可溶于水、乙醇等，不溶于亲脂性有机溶剂	 五倍子鞣质	漆树科植物盐肤木、青麸杨或红麸杨叶上的虫瘿，具有抗菌止血、收敛止泻作用
糖类：（单糖、低聚糖、多糖）植物光合作用的产物	单糖和低聚糖有甜味，有旋光性和亲水性；单糖具有还原性，低聚糖则要视具体连接方式而定；低聚糖、多糖有水解性，多糖不具有糖的共性	 β-D-葡萄糖	是植物中常见的单糖，可以与其他糖聚合成低聚糖。当与非糖物质结合成苷后，具有多方面的生物活性
有机酸：结构中含有羧基（不包括氨基酸）的一类酸性有机化合物	显酸性，能与碱结合成盐。溶于乙醇或甲醇，不溶或难溶于石油醚。在水中的溶解度随分子中极性基团的增多而增大	 绿原酸	忍冬科植物忍冬的干燥花蕾或带初开的花，具有抗菌、抗病毒作用

成分类型（特点）	主要性质	代表化合物	来源及功效
氨基酸：分子中氨基和羧基共存	具有酸碱两性。易溶于水，难溶于有机溶剂。在等电点时，水中的溶解度最小。双缩脲反应阴性	COOH | C=O | NH NH$_2$ | | H$_2$C—C—COOH H 田七氨酸	五加科植物三七的根或豆科植物草香豌豆的种子，具有止血的作用
蛋白质、酶：α-氨基酸通过肽键结合而成的一类高分子化合物；酶是具有催化作用的蛋白质	性质不稳定，遇强酸、强碱、热或鞣质、重金属盐等易变性。溶于水成胶体溶液，少数能溶于稀乙醇，不溶于有机溶剂。双缩脲反应紫红色	天花粉蛋白质（TCS） （由234个氨基酸组成的分子量25.682KD的高分子化合物）	葫芦科植物瓜蒌的块根，具有引产的作用以及抗肿瘤、抗人类免疫缺陷病毒功效
植物色素：包括水溶性色素和脂溶性色素	多数为脂溶性色素，如叶绿素和胡萝卜素等。不溶于水，可溶于乙醇、乙醚、石油醚等	叶绿素a （分子式C$_{55}$H$_{72}$O$_5$N$_4$Mg）	所有绿色植物中均含有，具有造血、提供维生素、解毒等多种用途

1. 谈谈你认识的药食同源的天然药物有哪些？天然药物防病治病的物质基础是什么？
2. 请将表1-1中的各成分按水溶性、醇溶性、脂溶性的溶解度性质列表归类。

知识链接

鞣质

鞣质广泛分布于植物界中，约70%以上的植物类天然药物中含有鞣质类化合物，如地榆、虎杖、石榴皮、儿茶、诃子、槐米、侧柏等。鞣质多存在于植物的皮、木、叶、根及果实等部位。具有收敛性，主要用于收敛、止血以及烧伤；医药上常利用鞣质和蛋白质生成鞣酸蛋白制剂来治疗肠炎、腹泻等；工业上常利用鞣质和动物皮中的蛋白质生成柔软致密、透气而不透水的皮革来熟皮；另外，鞣质是多元酚类化合物，其中的酚羟基可与三氯化铁试剂发生很深的颜色反应，而用来制造蓝黑墨水；鞣质结构中有多个酚羟基，具有强还原性，易被氧化，利用此性质可以作为抗氧化剂使用。虽然鞣质有多种用途，但在中药注射剂的制备过程中，鞣质的存在会对制剂的稳定性产生极大的影响，因此必须除去。常用的除鞣方法有：聚酰胺吸附法、明胶沉淀法、石灰沉淀法、热处理冷藏法、醇溶液碱调pH法、氢氧化铝沉淀法、氨水沉淀法，其中聚酰胺吸附法除鞣最彻底（聚酰胺吸附法依据鞣质结构中含有多个酚羟基，可以与聚酰胺形成多个分子间氢键而被牢固地吸附在聚酰胺柱上而除去）。

三、天然药物化学发展简介

自神农尝百草到今天，已经有5 000多年的历史，随着社会文明的进步，人们对疾病的认识逐渐深入，对天然药物的认识也更加客观与科学。在古代，我国就对天然药物的化学成分有所研究。据记载，公元前12世纪已使用大麦发芽制造饴糖。晋代葛洪所著的《抱朴子》记载"丹砂烧之成水银，积变又还成丹砂"，描述了化学反应的可逆性。明朝李梴所著的《医学入门》（1575年），记载了用发酵法从天然药物五倍子中得到没食子酸的过程。约200年后的1769年，瑞典药师、化学家舍勒将酒石（酒石酸氢钾）转化为钙盐，再用硫酸分解制得酒石酸，从而拉开了从天然药物中分离有机化学成分的序幕。

从天然药物中提取活性成分始于19世纪。1805年德国药师塞图尔从阿片中提取获得的第一个有效成分——吗啡，拉开了从天然药物中寻找活性成分的序幕。此后100多年中科学家从天然药物中相继发掘了大量的活性成分，如依米丁、奎宁、士的宁、咖啡因、阿托品、洋地黄毒苷、毒毛花苷等，以生物碱类成分居多，都具有显著的生物活性，多数目前仍是临床上经常使用的药物。20世纪50年代先后从印度萝芙木中获得降压成分利血平，从降血糖药长春花中获得抗癌活性成分长春碱和长春新碱，成为两种很有价值的药物，引起各方重视；60年代从黄花蒿中开发的抗疟疾成分青蒿素至今仍是临床上不可或缺的一线药物；70年代自美登木中获得抗癌有效成分美登木碱；而从红豆杉中获得的紫杉醇，被誉为90年代国际上最有效的抗癌药物之一。

随着科学技术的不断进步，天然药物化学这门学科的发展越来越快，超临界流体萃取、微波萃取、仿生和半仿生提取、分子蒸馏技术、分子印迹技术等新技术的使用极大促进了天然药物的研究。而各种色谱技术的广泛应用，使微量天然新化合物的分离纯化简便易行；同时，红外光谱、紫外光谱、核磁共振、质谱（MS）等波谱技术的应用，使化学成分的结构研究趋向微量甚至是超微量成分的研究。天然药物本身具有结构多样化的特点，膜分离技术、分子蒸馏技术、核磁共振、质谱、高效液相色谱-质谱联用、气相色谱-质谱联用、旋光光谱、单晶X射线衍射等一系列现代分离分析仪器设备和新技术结合计算机技术的广泛应用，使天然药物化学成分的研究日新月异、蓬勃发展。

🔗 知识链接

屠呦呦和青蒿素

2015年的10月5日，我国药学家屠呦呦因对抗疟成分青蒿素的研究作出了杰出的贡献，获得"2015年诺贝尔生理学或医学奖"，这是我国医学界首次获得该奖项。

20世纪70年代，原中国中医研究院接受抗疟药研究任务，屠呦呦领导课题组，历经380多次失败，终于在1971年获得青蒿抗疟发掘成功。青蒿素是具有"高效、速效、低毒"优点的新型抗疟药，对各种类型的疟疾都有显著疗效。2011年9月，青蒿素研究成果获拉斯克临床医学奖，获奖理由是"因为发现青蒿素是一种用于治疗疟疾的药物，挽救了全球特别是发展中国家的数百万人的生命"。

"青蒿素是传统中医药送给世界人民的礼物，对防治疟疾等传染性疾病、维护世界人民健康具有重要意义。青蒿素的发现是集体发掘中药的成功范例，由此获奖是中国科学事业、中医中药走向世界的一个荣誉。"

——屠呦呦

第二节　学习天然药物化学的目的

　　天然药物的现代化研究是我国21世纪药学发展的三大战略方向之一。而天然药物现代化的关键和核心就是对其中所含药效物质基础的探明，它既有利于提示天然药物的作用机制、方剂理论、配伍规律，也对保证药材的质量、优化制剂工艺、制定天然药物制剂质量标准、实现天然药物走向国际市场具有极其重要的意义。

一、探索天然药物防病治病的机理

　　天然药物所含的成分复杂，各种成分之间又相互影响和作用，只有在明确有效成分的基础上，才能运用现代科技方法观察该成分在人体内的吸收、分布、代谢和排泄过程，同时进一步研究有效成分的化学结构、理化性质与生物活性之间的关系，用以逐步阐明防治疾病的作用原理，从而推动中药现代化发展。如名贵中药人参具有滋补强壮、安神益智、生津、补气之功效，为探明其有效成分的作用原理，用现代提取分离技术，得到人参提取物，经药理实验筛选，从提取物中分离出有效成分，包括人参皂苷、糖类及其他成分，该有效成分具有明显促进血清、肝脏、骨髓、睾丸等的核糖核酸、脱氧核糖核酸、蛋白质、脂质和糖的生物合成作用，并能提高机体的免疫功能。

二、控制天然药物及其制剂的质量

　　天然药物防治疾病的作用与其中的活性成分及其含量的多少有关，而活性成分又受到天然药物的品种、产地、采收季节、加工方法、贮存条件等因素的影响。只有明确了天然药物的有效成分，才能建立起控制天然药物及其制剂质量的指标性成分，并依据这些指标对收购或制剂生产等各个细节进行定性和定量测定，去伪存真、弃劣保优，确保药材质量和临床疗效。如麻黄中有效成分是麻黄碱，在春季含量较低，8、9月份含量最高，随后又降低，因此8、9月份是采收麻黄的最佳季节；又如中成药银黄口服液是由金银花和黄芩两味天然药物的提取物配制而成，其中绿原酸为金银花的主要活性成分之一，黄芩苷是黄芩的主要活性成分，《中国药典》（2020年版）一部以这两种有效成分为指标性成分，利用高效液相色谱法测定提取物中两者含量，要求每1ml金银花提取物中绿原酸不得少于1.7mg，每1ml黄芩提取物中黄芩苷不得少于1.8mg，以控制药物制剂的质量。

三、改进药物剂型以满足多元化用药需求

制剂的有效性、安全性、合理性，反映了医药水平和用药效果。我国天然药物制剂如丸、散、膏、丹、汤等虽在数千年的医疗实践中发挥了巨大的作用，但与现代人们快节奏的生活方式以及现代医学防病治病的需要不能完全适应。因此，在研究活性成分的基础上，对天然药物中的活性成分经过提取、分离，并用现代的技术加工制成新剂型，如胶囊剂、片剂、注射剂、喷雾剂、缓释制剂等，来满足三小（服用剂量小、体积小、毒副作用小）、三效（长效、速效、高效）、五方便（生产、运输、携带、服用、储存方便）的用药需求，已经势在必行。这些新剂型通过改变给药途径，提高了生物利用度和疗效，拓宽了应用范围，使临床用药达到安全、高效、使用方便的目的。

四、提供天然药物炮制的科学依据

天然药物在应用于临床之前，都要进行适当的加工处理，这个过程称之为炮制。传统的炮制方法包括净制、切制、清炒、辅料炒、炙法等，其目的主要是改变药性、降低毒性、提高疗效。明代陈嘉谟指出："制药贵在适中，不及则功效难求，太过则气味反失……"。但传统炮制法没有客观标准，炮制程度往往是依靠操作人员通过眼观、鼻闻、耳听、手摸等感官经验来判断，因此炮制成品的品质难以规范。只有在明确天然药物有效成分的基础上，用现代实验技术和方法对其定性定量分析，才能有效控制炮制品的规格质量。同时，研究天然药物炮制前后化学成分变化，有助于阐明炮制原理，改进和完善传统炮制方法和技术。如乌头为大毒之药，其毒性成分主要为

乌头碱等双酯型生物碱。将乌头用蒸、煮等方法进行炮制，使乌头碱结构中的酯发生水解，生成毒性较低的醇胺型化合物乌头原碱，既保留了乌头药材的功效不变，又极大地降低了它的毒性。又如黄芩的传统炮制方法有冷浸和蒸煮两种，现代研究摒弃了冷浸炮制法，是因为黄芩冷浸时有效成分黄芩苷会被共存的水解酶水解为黄芩苷元和糖，黄芩苷元结构中有邻三酚羟基，不稳定，易被氧化为醌类化合物而使黄芩变绿色，失去其原有的功效，所以现有的黄芩炮制方法只保留了蒸煮法。

五、促进天然药物的开发和利用

（一）开辟和扩大药用资源

随着人类对天然药物资源的不断开采，天然药物资源逐渐减少，当某种天然药物资源匮乏时，如果已知了其中的有效成分是什么，就可根据有效成分的化学结构、理化性质和鉴别方法，从亲缘科属植物，甚至从其他科属植物中寻找同一种有效成分，从而扩大此有效成分的资源。如具有抗菌消炎作用的小檗碱，最早来源于毛茛科的黄连，但由于黄连生长期非常缓慢，常常带来市场药源供不应求，后来经研究发现小檗科的三棵针、防己科的古三龙、芸香科的黄柏等植物中也含有小檗碱，从而开辟了小檗碱的药用资源，也降低了生产成本。三棵针、古三龙、黄柏等目前已成为制药工业上提取小檗碱的主要原料。又如通过对人参不同部位有效成分的研究，发现了10多种人参皂苷，且发现在人参根中含有的有效成分人参皂苷，在人参茎、叶中也含有，从而扩大了人参皂苷的药用资源。

（二）探索新应用、促进新药开发

对有效成分进行结构修饰和改造，研制低毒高效新药是新药开发的一个重要途径，目前也取得一定成果。如将秋水仙碱结构改造而获得的秋水仙胺，抗癌效果不变，而毒性降为原药材的1/20~1/10；吗啡的合成代用品哌替啶保留了其镇痛作用，而成瘾性却比吗啡小得多。

吗啡结构式　　　　　　　哌替啶结构式

通过本章知识的学习，你对天然药物化学有哪些了解？学习本课程对你今后的职业生涯有何影响？你准备如何学习好本课程？

•···· 章末小结

1. 天然药物防治疾病的物质基础是其所含的有效成分。然而一种天然药物往往含有结构不同、性质相异的多种化学成分。把具有生物活性，可以用分子式和结构式表示，并具有一定物理常数（如熔点、沸点、旋光度、溶解度等）的单体化合物称为有效成分或活性成分。与有效成分共存的其他成分称为无效成分或杂质。尚未提纯、分离为单体化合物的有效成分混合体称为有效部分。

2. 多数情况下，把天然药物中含有的比较特殊的化学成分如生物碱、黄酮、香豆素、强心苷、皂苷、蒽醌、挥发油等视为有效成分；而将天然药物中普遍含有的化学成分如蛋白质、糖类、油脂、色素、树脂、鞣质等视为无效成分。有效成分具有多样性、相对性、可开发性。

3. 鞣质是多元酚类化合物，分为可水解鞣质、缩合鞣质、复合鞣质三大类。鞣质的性质主要有可溶于水，具有还原性，能与蛋白质、生物碱及重金属盐生成沉淀等。鞣质在大多数药材中被视为无效成分，可用聚酰胺吸附法、热处理冷藏法、石灰法沉淀法、明胶沉淀法、醇溶液碱调pH法等除去。除鞣最彻底的方法是聚酰胺吸附法。

4. 学习天然药物化学可以探索天然药物防病治病的机理、控制天然药物及其制剂的质量、改进药物剂型以满足更多的用药需求、提供天然药物炮制的科学依据、促进天然药物的开发和利用。

思考与练习

一、选择题

A型题（1~10题）

1. 下列哪一项不属于天然药物化学研究的内容（　　）
   - A. 结构特点
   - B. 理化性质
   - C. 提取分离
   - D. 化学检识
   - E. 药理作用

2. 在提取有效成分时，常作为无效成分除去的成分是（　　）
   - A. 生物碱
   - B. 黄酮苷
   - C. 蒽醌苷
   - D. 鞣质
   - E. 皂苷

3. 从天然药物中提取获得的第一个活性成分是（　　）
   - A. 咖啡因
   - B. 吗啡
   - C. 依米丁
   - D. 青蒿素
   - E. 长春碱

4. 临床上具有降压作用的活性成分是（　　）
   - A. 紫杉醇
   - B. 可待因
   - C. 利血平
   - D. 青蒿素
   - E. 小檗碱

5. 临床上具有抗疟作用的活性成分是（　　）
   - A. 紫杉醇
   - B. 可待因
   - C. 利血平
   - D. 青蒿素
   - E. 小檗碱

6. 下列化合物分子中含氮元素且大多具有碱性的是（　　）
   - A. 生物碱
   - B. 黄酮
   - C. 香豆素
   - D. 皂苷
   - E. 强心苷

7. 含鞣质的药物在炮制加工或提取分离时不能使用的器具是（　　）
   - A. 木器
   - B. 铁器
   - C. 竹器
   - D. 玻璃器具
   - E. 不锈钢器具

8. 与鞣质涩味有关的是（　　）
   - A. 水溶性
   - B. 酸性
   - C. 氧化性
   - D. 还原性
   - E. 与蛋白质作用

9. 久放的茶水颜色变深是由于其中的鞣质（　　）
   - A. 被还原了
   - B. 被氧化了
   - C. 挥发了
   - D. 发生了水解
   - E. 与蛋白质结合了

10. 金银花的有效成分属于（　　　）

A. 苷类 B. 有机酸类 C. 生物碱类

D. 鞣质 E. 糖类

B型题（11~15题）

A. 生物碱 B. 蒽醌苷 C. 有机酸

D. 鞣质 E. 多糖

11. 五倍子中含有的主要成分属于（　　　）
12. 麻黄中的主要成分属于（　　　）
13. 树胶、黏液质属于（　　　）
14. 巴豆中的致泻成分属于（　　　）
15. 大黄中的致泻成分属于（　　　）

X型题（16~21题）

16. 有效成分是指（　　　）

A. 有生物活性 B. 混合物

C. 单体化合物 D. 有一定的物理常数

E. 可用分子式或结构式表示

17. 能够溶于水的化学成分是（　　　）

A. 生物碱盐 B. 游离生物碱 C. 黄酮苷

D. 黄酮苷元 E. 挥发油

18. 能够溶于乙醇的化学成分是（　　　）

A. 生物碱盐 B. 生物碱 C. 黄酮苷

D. 黄酮苷元 E. 强心苷

19. 阿片中的主要有效成分有（　　　）

A. 小檗碱 B. 吗啡 C. 可待因

D. 罂粟碱 E. 紫杉醇

20. 可用于除去鞣质的方法有（　　　）

A. 聚酰胺吸附法 B. 明胶沉淀法 C. 石灰沉淀法

D. 醇调pH法 E. 热处理冷藏法

21. 下列属于多糖类化合物的是（　　　）

A. 树胶 B. 树脂 C. 淀粉

D. 乳酸 E. 黏液质

22. 如何理解有效成分和无效成分？

23. 天然药物中存在的化学成分主要类型有哪些？通常哪些被认为是有效成分，哪些被认为是无效成分？

24. 学习和研究天然药物中的有效成分有何意义？

（刘海霞）

第二章
天然药物化学成分的提取分离和检识方法

预习提示

- 无机化学与分析化学中色谱的原理和操作技术。
- 常见溶剂极性的大小顺序。
- 溶剂提取法的原理、方法及适用范围。

学习目标

- 掌握溶剂提取法的原理，常用溶剂的极性和各种提取方法的特点和适用范围；掌握两相溶剂萃取法、沉淀法、色谱法的原理和操作技术。
- 熟悉水蒸气蒸馏法、结晶法的原理和操作技术。
- 了解各种提取方法的注意事项，天然药物制药的生产过程。
- 学会依据各种天然药物化学成分的理化性质，对其进行提取、分离；能熟练运用化学或色谱手段对其进行检识。
- 提取、分离和检识过程中保持严谨求实、爱岗敬业的工作作风。

情境导入

情境描述：

　　赵燏黄（1883—1960），本草学家和中国生药学先驱者。麻黄过去是中国出口的大宗药材之一，而麻黄素却又要依赖进口，赵燏黄先生常为此而感叹。他潜心研究，终于用简单的设备创造了石灰法提取麻黄素工艺。1940—1945年共提取300kg以上的麻黄素，不仅满足了当时国内的需要，而且部分远销英美，改写了过去麻黄大量出口日本，提取麻黄素后返销中国的历史。

学前导语：

中药文化有着数千年的悠久历史，是我国优秀的文化遗产。天然药物的活性成分是防治疾病的物质基础，将有效成分从天然药物中提取分离出来，是天然药物进行研究开发的首要任务。本章我们将和同学们一起学习天然药物中化学成分的各种提取、分离和检识方法。

第一节　提取方法

天然药物中含有的化学成分较为复杂，既有有效成分，也有无效成分。研究和应用天然药物的有效成分，需要选择合适的提取方法，将它们从药材中提取出来。提取一般是指选用适宜的溶剂和适当的方法，将有效成分尽可能完全地从原药材中提出，而无效成分尽可能不被提出的一个过程。常用的提取方法有溶剂提取法、水蒸气蒸馏法、超临界流体萃取法及升华法等。

一、溶剂提取法

溶剂提取法是指根据天然药物中各化学成分的溶解性不同，选用对有效成分溶解度大而对其他成分溶解度小的溶剂，用适当的方法将有效成分尽可能完全地从药材组织中溶解出来的方法。

（一）基本原理

当溶剂与药材接触时，在渗透和扩散作用下，溶剂渗入药材细胞内部，溶解可溶性成分，造成细胞内外溶质的浓度差。浓度差是扩散的动力，促使可溶性成分从高浓度的细胞内向低浓度的细胞外扩散，可溶性成分便被溶解出来，直至细胞内外被溶解的化学成分的浓度达到动态平衡，提出所需化学成分。

（二）溶剂的选择

溶剂提取法的关键是选择适宜的溶剂。良好溶剂的选择应遵循"相似相溶"的规律，通常是极性大的化合物易溶于极性大的溶剂，极性小的化合物易溶于极性小的溶剂。根据溶剂的极性、被提取成分和共存的其他成分的性质选择合适的溶剂，同时要考虑溶剂是否使用安全、易得、价廉、浓缩方便等问题。

1. 常用溶剂　溶剂的极性由弱至强的顺序可表示如下：

石油醚＜无水乙醚＜三氯甲烷＜乙酸乙酯＜正丁醇＜丙酮＜乙醇＜甲醇＜水

2. 溶剂的分类　按极性大小顺序，可将溶剂分为水、亲水性有机溶剂、亲脂性有机溶剂三类。

（1）水：极性强，浸渍法、煎煮法常用。天然药物中如糖、蛋白质、氨基酸、鞣质、有机酸盐、生物碱盐、大多数苷类、无机盐等亲水性成分可溶于水。

（2）亲水性有机溶剂：包括甲醇、乙醇、丙酮等极性较大的、能与水互相混溶的有机溶剂。其中乙醇最为常用，制药工业上常用乙醇回流提取天然药物中生物碱、生物碱盐、黄酮苷元、黄酮苷等有效成分，是溶解范围最广的溶剂。

🔗 **知识链接** ....

乙醇的应用小妙招

乙醇在生活中有着广泛的应用，同学们在学习时衣服上可能会沾上圆珠笔迹，懊恼清洗不干净，其实可以先用肥皂洗涤，再用乙醇浸泡之后清洗，会变得很干净。乙醇在生活中还有很多小妙招，如衣服上有黄色的汗渍、沙发上粘有泡泡糖渍、衣服的油漆渍、清除指甲油、电脑键盘屏幕脏了、白球鞋发黄等情况，都可以用乙醇处理。这些小妙招都是利用乙醇的溶解性、渗透力较强，可以溶解亲水性和亲脂性的成分，溶解范围广。

（3）亲脂性有机溶剂：包括正丁醇、乙酸乙酯、三氯甲烷、无水乙醚、石油醚等极性较小的溶剂，不能与水混溶且与水混合后分层。天然药物中亲脂性成分如挥发油、油脂、叶绿素、树脂、内酯、某些游离生物碱及苷元等可被亲脂性有机溶剂提出。

溶剂的分类及特点见表2-1。

表2-1　溶剂分类及特点

分类	溶剂	优点	缺点
水	水 H_2O	安全、经济、易得、穿透力大	易霉变难保存、不易浓缩和滤过、水溶性杂质多

分类	溶剂	优点	缺点
亲水性有机溶剂	甲醇CH_3OH 乙醇CH_3CH_2OH 丙酮CH_3COCH_3	提取范围较广、效率较高、易保存回收、穿透力较强	易燃、价格较贵、有些溶剂毒性较强
亲脂性有机溶剂	正丁醇$CH_3(CH_2)_3OH$ 乙酸乙酯$C_4H_8O_2$ 三氯甲烷$CHCl_3$ 乙醚$C_4H_{10}O$ 石油醚	较强选择性、易浓缩回收	毒性大、易燃、价格较贵、设备要求高、穿透力较弱

依据相似相溶的原理，天然药物中的亲水性成分易溶于极性溶剂，亲脂性成分易溶于非极性溶剂。在实际工作中常针对某药材中已知成分的性质，选择相应的溶剂进行提取。然而，天然药物中含有的化学成分十分复杂，各成分之间相互影响，溶解性能有所改变，故选择溶剂时需结合其他成分综合考虑。天然药物化学成分的溶解性能见表2-2。

表2-2　天然药物化学成分的溶解性能

溶解性能	天然药物化学成分的类型
水溶性成分	单糖及低聚糖、淀粉、黏液质、氨基酸、蛋白质、无机成分
水、醇共溶成分	生物碱盐、水溶性生物碱、苷类、鞣质、低级脂肪酸
醇、脂共溶成分	游离生物碱、苷元、挥发油、树脂、脂溶性有机酸、叶绿素
脂溶性成分	油脂、蜡

② 课堂互动

溶剂：水、甲醇、乙酸乙酯、石油醚、乙醇、正丁醇

1. 以上溶剂按极性由大到小排序：＿＿＿＿＿＿＿＿＿＿。

2. 以上溶剂属于亲水性有机溶剂的是：（　　　）

3. 以上溶剂能与水分层的是：（　　　）

（三）提取方法

1. 浸渍法　浸渍法是指在常温或温热的条件下，将药材用适当的溶剂浸泡一定时

间，浸出有效成分的一种静态浸提法。

（1）操作流程：取药材粗粉，置于适宜容器中，加入适量溶剂充分浸没，密闭，时时搅拌或振摇，在室温或40~60℃的条件下，浸渍1~2d或规定时间，使有效成分浸出，滤过得浸出液。药渣继续加入新溶剂，重复提取2~3次，合并浸出液，既得。

（2）适用范围：适用于有效成分遇热易破坏及含多糖较多的天然药物。

（3）特点：操作简便，但提取时间长、效率低，水浸出液易霉变。

（4）注意事项：根据实际情况控制加入溶剂的量和浸渍时间；若以水为溶剂，为防止霉变可加适量防腐剂如甲苯、甲醛或三氯甲烷。

2. 渗滤法　渗滤法是指常温条件下，将药材粗粉置渗滤装置中，不断添加溶剂使其渗过药材，自上而下流动，浸出有效成分的一种动态浸提法。

（1）操作流程

1）药材粗粉加入适量溶剂浸润使其充分膨胀。

2）装筒，取用相同溶剂湿润后的脱脂棉垫在渗滤筒底部，再将润湿的药材粗粉均匀装入渗滤筒中，药材上面盖滤纸或纱布，再均匀覆盖一层清洁的重物（如细石块、玻璃球等）。

3）渗滤，从筒上方不断添加溶剂，浸渍一定时间后打开渗滤筒下部出口，开始渗滤，溶剂自上而下流经药材的同时溶解有效成分，最终由筒下端出口流出得渗滤液。渗滤装置见图2-1。

（2）适用范围：遇热易破坏的成分。

（3）特点：因能保持良好的浓度差，故提取效率高于浸渍法。不足之处为消耗溶剂量大，费时长，操作比较麻烦。

（4）注意事项：装筒应松紧适度，装入量一般约为筒高的2/3；渗滤速度需注意调整，用螺旋夹控制流速，一般控制在1~5ml/min。

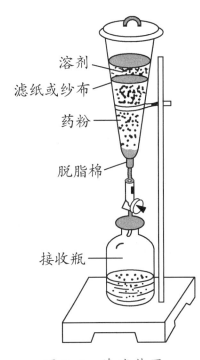

溶剂

滤纸或纱布

药粉

脱脂棉

接收瓶

图2-1　渗滤装置

3. 煎煮法　煎煮法是将粉碎好的药材置于煎煮器中，加水加热煮沸，将有效成分提取出来的一种传统方法。

（1）操作流程：将药材粉碎成粗粉，置于适当的煎煮器中，加水浸没药材，加热煮沸，保持微沸一定时间，过滤得煎煮液，药渣加水继续煎煮2~3次，合并煎煮液，浓缩即得。小量提取时，第一次煎煮20~30min；大量生产时，第一次煎煮1~2h，第二、三次煎煮时间可酌减。

（2）适用范围：适用于有效成分易溶于水且遇热稳定的天然药物有效成分的提取。不宜用于提取挥发性成分及遇热易破坏的天然药物，含多糖类丰富的药材，因煎煮后提取液黏稠、过滤困难，同样不宜使用。

（3）特点：操作简便，提取效率高于冷浸法，但煎煮液中杂质较多，易霉变。

（4）注意事项：所用溶剂必须是水，所用容器禁用铁锅铁器，加热时要不断搅拌。

4. 回流提取法　回流提取法是将天然药物至于回流提取装置中，加入低沸点有机溶剂如乙醇、三氯甲烷等，加热，使溶剂蒸发，再冷凝为液体流回提取器中，如此反复将有效成分浸出的一种热提取方法。

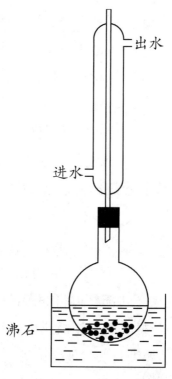

（1）操作流程：将天然药物粉碎成粗粉，装入圆底烧瓶内，加入适量溶剂浸没药材，上方接通冷凝管，通入冷却水，置水浴上加热回流一定时间，滤过得提取液。药渣再添加新溶剂回流2~3次，合并提取液，回收有机溶剂后得浓缩提取液。回流提取装置见图2-2。

图2-2　回流提取装置

（2）适用范围：适用于遇热稳定的脂溶性成分的提取。

（3）特点：提取效率高，但溶剂消耗量比较大，操作麻烦。由于受热时间长，故对热不稳定成分的提取不宜使用此法。

（4）注意事项：试剂及药物装入量一般为烧瓶的1/2~2/3。为防止暴沸应加沸石。

5. 连续回流提取法　连续回流提取法是在回流提取法基础上改进的，能用少量溶剂进行连续循环回流提取，充分将有效成分浸出完全的方法。

（1）操作流程：将天然药物粉碎后，装于滤纸袋放入提取器中，高度应低于虹吸管的顶端。烧瓶内加入溶剂和几粒沸石，水浴加热，溶剂受热蒸发，蒸汽通过提取器旁的蒸汽上升管，经冷凝管冷却成液体，回滴入提取器内，接触药材进行浸提。待提取器溶剂液面超过虹吸管高度时，因虹吸作用，可将提取器内溶剂全部虹吸回烧瓶中，完成对药材的一次浸泡提取。烧瓶内溶剂继续受热气化、冷凝、回滴、浸泡提取，再虹吸回烧瓶内，如此反复回流提取，至有效成分充分被浸出，提取液回收有机溶剂即得。实验室常采用索氏提取器，见图2-3。

（2）适用范围：适用于遇热稳定的脂溶性成分，药量少时多用该方法提取。

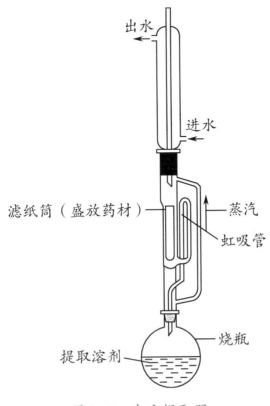

图 2-3　索氏提取器

（3）特点：提取效率高，溶剂用量少，但是此法受热时间较长，对受热易分解的成分不宜采用。

（4）注意事项：为防止长时间受热，成分被破坏，也可在提取1~2h后更换新溶剂继续提取。为防止暴沸应加沸石。

课堂互动 ————————————————————————

请根据实际情况、各提取方法的特点和适用范围，选择恰当的溶剂提取法。

A. 浸渍法　　　　　　　B. 渗滤法　　　　　　　C. 煎煮法

D. 回流提取法　　　　　E. 连续回流提取法

1. 以水为溶剂加热提取（　　　）

2. 提取受热易破坏的成分，能保持良好浓度差的一种动态浸提方法（　　　）

3. 提取受热易破坏的成分及含多糖较多的天然药物，一种静态浸提法（　　　）

4. 使用索氏提取器进行提取（　　　）

5. 用有机溶剂提取受热稳定的脂溶性成分（　　　）

二、水蒸气蒸馏法

水蒸气蒸馏法是利用天然药物中挥发性成分与水或水蒸气共同加热，使挥发性成分随水蒸气一并馏出，经冷凝后得液体的提取方法。

1. 操作流程　将药材粉碎成粗粉，装入蒸馏瓶内，加入水使药材充分浸润，装入量不超过蒸馏瓶容量的1/3，加热，药材中挥发性成分随水蒸气蒸馏上升，经冷凝管，冷却成液体，收集于接收瓶中，即完成一次提取，若馏出液由浑浊变澄清透明，表示蒸馏基本完成。水蒸气蒸馏装置见图2-4。

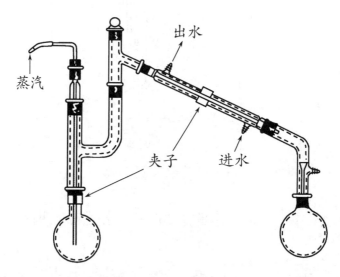

图2-4　水蒸气蒸馏装置

2. 适用范围　适用于提取具有挥发性，能随水蒸气馏出而不被破坏，不溶或难溶于水的有效成分。

3. 特点　工艺简单、操作方便、实用性强，但对热不稳定的成分易被降解。

4. 注意事项　蒸馏过程中需对蒸馏瓶采取保温措施，以免部分水蒸气冷凝增加蒸馏瓶内的体积；蒸馏中断或完成时，应先打开三通管的螺旋夹，使之与大气压相通后，再关热源，以防液体倒吸。

三、超临界流体萃取法

超临界流体是指当某物质处于其临界温度和临界压力以上状态时，形成一种既非液体又非气体的特殊相态。此状态下，流体兼有气液两相的双重特点，既具有气体相近的黏度，又具有与液体相近的密度，因此对许多物质有很强的溶解能力，可作为溶剂进行萃取。最常用的超临界流体的物质是二氧化碳。

超临界流体萃取法是利用超临界流体对天然药物中有效成分进行萃取分离的新型技术。

1. 基本原理　在超临界状态下，将超临界流体与天然药物接触，通过控制不同的温度、压力，使超临界流体有选择性地把极性大小不同的成分依次萃取出来，然后再通过升温、减压或吸附的方法将超临界流体恢复普通气体状态，使被萃取成分分离析出。

2. 操作流程　超临界流体萃取工艺程序见图2-5，将药材原料投入到萃取器6中，达到选定温度和压力，注入超临界流体，调节各阀门、流量和压力达到设定的操作条件后，开始进行循环萃取，萃取一定时间后，从阀门8取出萃取物。

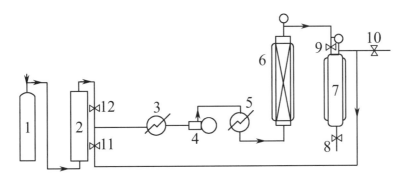

1. CO_2气瓶；2. 纯化器；3. 冷凝器；4. 高压阀；

5. 加热器；6. 萃取器；7. 分离器；8. 阀门；

9. 减压阀；10~12. 阀门。

图2-5　超临界流体萃取工艺程序

3. 适用范围　适用于提取分离挥发性成分、脂溶性成分、高热敏性成分及易氧化分解成分。

4. 特点　无残留有机溶剂、萃取介质可循环利用、萃取速度快、收率高、工艺流程简单、操作方便，可与其他色谱技术、IR、MS联用，可高效、快速地分析中药及其制剂中的有效成分。但是设备造价高及更换产品时清洗设备较困难。

5. 注意事项　对极性大或分子量大的成分的萃取较难，可加入夹带剂（水、乙醇、戊醇等），改变萃取介质的极性来提取极性物质。

超临界流体萃取法目前被广泛应用，在医药、化工、食品、轻工及环保等领域取得了可喜的成果，特别是在天然药物有效成分萃取技术领域，如挥发油、生物碱、黄酮、萜类等。

四、升华法

升华法是利用天然药物中的某些固体成分在受热低于其熔点的温度下，不经液态直接成为气态，经冷却后又成为固态，使之从天然药物中提取出来的方法。

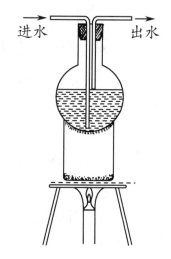

进水　出水

图2-6　常压升华提取装置

1. 操作流程　将天然药物粉碎，粉末置于升华器皿中，铺均匀，上面放冷凝器，加热器皿到一定温度，使被提取物质升华，升华物质遇冷凝器，在冷凝器表面冷凝成固体，即得。茶叶中咖啡因的常压升华提取装置见图2-6。

2. 适用范围　适用于具有升华性质的天然药物成分，如樟木中的樟脑、茶叶中的咖啡因等。

3. 特点　简便易行，但加热易使天然药物炭化，并伴有成分的分解现象。

4. 注意事项　加热一般采用水浴、油浴的方法较为稳妥。

🔗 知识链接

提取液浓缩

天然药物提取液一般因含有溶剂而致体积较大、所含成分浓度较低，不利于进一步分离，所以需对提取液中的溶剂进行浓缩处理。常用的浓缩方法主要有蒸发和蒸馏。

1. 蒸发　指将提取液中的溶剂通过加热气化直接除去，适用于水提取液的浓缩。

2. 蒸馏　指将提取液中的溶剂通过加热气化并冷凝为液体而回收，适用于有机溶剂提取液的浓缩。根据溶剂的沸点和有效成分的热稳定性不同，分为常压蒸馏和减压蒸馏。

（1）常压蒸馏：指在常压条件下，低沸点溶剂通过水浴或油浴加热气化，冷凝后回收溶剂的过程。此法加热温度高，适用于含有耐热有效成分提取液的浓缩或低沸点有机溶剂回收。常压蒸馏装置见图2-7。

（2）减压蒸馏：指将蒸馏装置中的空气抽离以降低气压，液体沸点随之降低，致使高沸点的溶剂能够在较低温度下沸腾气化，冷凝后回收溶剂的过程。此法具有加热温度低、浓缩速度快、可保护不耐热成分等特点。适用于含有不

耐热有效成分提取液的浓缩或高沸点有机溶剂回收。实验室采用的旋转蒸发仪
装置见图2-8。

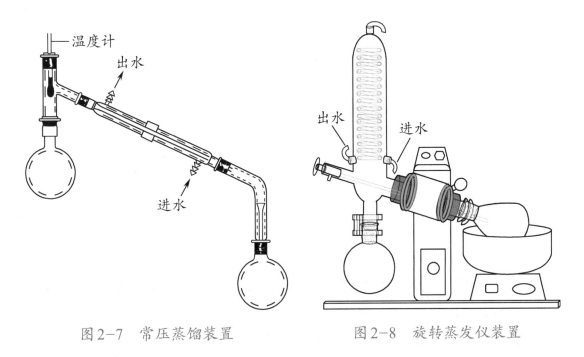

图2-7　常压蒸馏装置　　　　　　　图2-8　旋转蒸发仪装置

第二节　分离方法

　　天然药物化学成分经提取浓缩后，仍是包含多种成分的混合物，需要选用合适的
分离技术，将其中各种成分逐一分开，经过反复的分离精制和纯化处理，才能得到所
需成分或单体化合物。

一、两相溶剂萃取法

两相溶剂萃取法指往提取液中加入一种与其不相混溶的溶剂（萃取剂），配成两
相溶剂系统，利用混合物中各种成分分配系数的差异而将所需成分萃取出来的分离
方法。

（一）基本原理

利用混合物中各种成分在两种互不相溶的溶剂中分配系数不同而达到分离的目的。

分配系数是指在一定温度和压力下，一种成分在两相溶剂中的浓度比值。如式（2-1）所示：

$$K=\frac{C_{上}}{C_{下}}$$

式（2-1）

式中，K 表示分配系数；$C_{上}$ 表示溶质在上相溶剂中的浓度；$C_{下}$ 表示溶质在下相溶剂中的浓度。

各种成分的分配系数差异越大，则分离效果越好。

（二）萃取剂的选择

一般根据被萃取化合物的性质指导选择合适的萃取溶剂，首先萃取剂与提取液不相混溶，能较好地分层；其次是有效成分在萃取剂中的溶解度大，而其他成分在萃取剂中的溶解度小。正确选择萃取剂很重要。

以水提取液为例，选择萃取剂的方法如下：若萃取亲脂性较强成分，则选用三氯甲烷或乙醚作为萃取剂；若萃取亲脂性较弱成分，则选用正丁醇或乙酸乙酯作为萃取剂。

（三）萃取方法

1. 简单萃取法　简单萃取法是实验室进行小量萃取时采用的方法，常使用分液漏斗见图2-9。

（1）操作流程：选择一个大小适宜的分液漏斗，在活塞上涂润滑脂，塞后旋转数圈，关好活塞，检漏。然后装入萃取物和溶剂，装入量约为分液漏斗体积的1/3，盖好玻塞，振摇，开启活塞排气，如此重复数次。最后再剧烈振摇，静置，使两液分层。分离液层时，先打开玻塞（或使玻塞凹槽对准漏斗颈部小孔），下层液体应经活塞放出，关闭活塞，上层液体应从上口倒出，重复萃取数次，合并萃取液。

（2）适用范围：适用于分配系数差异较大成分的分离。

（3）特点：操作简便，设备简单，实验室常用，但乳化现象发生率高，严重时可采用逆流连续萃取法。

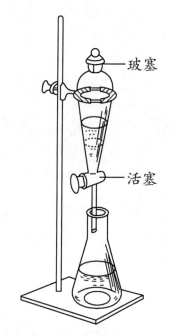

图2-9　简单萃取法装置

（4）注意事项

1）萃取前应做预试验：方法为在试管中加入少量提取液和萃取剂，猛烈振摇约1min，观察萃取后的两液分层现象。

2）萃取时应防止乳化：若选用三氯甲烷萃取易产生乳化现象，特别是在碱性情况下，防止乳化的方法有①可采用水平旋转混合方式，避免猛烈振摇；②改用三氯甲烷–乙醚混合溶剂作萃取剂；③加大有机溶剂量。若已产生乳化现象，破坏乳化层的方法有①用金属丝或玻璃棒搅动；②静置较长时间令其自然分层；③滴加戊醇增强表面张力；④抽滤乳化层；⑤加热乳化层；⑥分出乳化层，再用新溶剂萃取。

3）萃取剂的用量：第一次萃取一般为水提取液的1/3～1/2，之后一般为水提取液的1/6～1/4。

4）萃取次数：一般3～4次即可。但亲水性成分不易转入有机溶剂层时，须增加萃取次数或改用萃取剂。

2. 逆流连续萃取法　逆流连续萃取法是利用提取液与萃取剂的相对密度不同，使相对密度小的作为移动相，逆流连续穿过相对密度大的固定相，使提取液的某种化学成分转溶的一种连续萃取技术。

（1）操作流程：将相对密度小的相液贮于高位容器内，将相对密度大者作为固定相盛于萃取管内，管内填充小磁环或小不锈钢丝圈，开启活塞，则高位容器内相液在高位压力下流入萃取管，遇管内瓷圈的撞击而分散成细滴，增加萃取接触面积，萃取较充分，两相溶剂在萃取管内自然分层，密度小的相液穿过固定相后从管顶流出并进入下一萃取管中，直至从最后一根萃取管流出，萃取完成。逆流连续萃取装置见图2-10。

（2）适用范围：适用于各种密度的溶剂萃取。

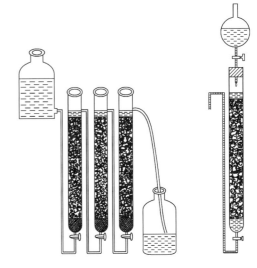

图2-10　逆流连续萃取装置

（3）特点：操作简便，避免乳化，萃取较完全。

（4）注意事项：选用萃取剂的密度与提取液的密度相差稍大，易操作。

二、沉淀法

沉淀法是指在天然药物提取液中加入某些试剂，使某些成分产生沉淀或降低溶解性而从溶液中析出，从而获得有效成分或去除杂质的方法。

（一）酸碱沉淀法

酸碱沉淀法是利用某些成分在酸、碱溶液中的溶解度不同而分离的方法。

1. 酸溶碱沉法　在酸水提取液中加入适量碱液，某些成分如游离生物碱等有效成分难溶于碱液而析出沉淀，滤过分离可得。

2. 碱溶酸沉法　在碱水提取液中加入适量酸液，某些成分如黄酮苷元、蒽醌苷元、香豆素苷元、酸性皂苷元等有效成分难溶于酸水溶液而析出沉淀，滤过分离可得。

（二）乙醇沉淀法

乙醇沉淀法利用某些成分在水、醇中的溶解度不同而分离的方法。在天然药物及其制剂的工业生产中被广泛应用。

1. 水提－醇沉法　在水提取液的浓缩液中加入适量的高浓度乙醇（使含醇量达80%以上），某些成分如多糖、蛋白质、无机盐等水溶性杂质难溶于醇而析出沉淀，滤过分离除去。

2. 醇提－水沉法　在醇提取液的浓缩液中加入适量水，某些成分如树脂、油脂、蜡、脂溶性色素等脂溶性杂质难溶于水而析出沉淀，滤过分离除去。

（三）铅盐沉淀法

铅盐沉淀法是利用某些成分在中性醋酸铅或碱式醋酸铅中生成铅盐或络盐沉淀而分离的方法。

在水或醇提取液中加入中性醋酸铅，可沉淀某些成分如黄酮、酸性皂苷、鞣质、有机酸、氨基酸、蛋白质、树脂等。若所加试剂为碱式醋酸铅，则沉淀范围更广，除了上述成分外，还可沉淀中性皂苷、糖类、生物碱等。如沉淀为杂质，则可弃去；如沉淀为有效成分，因铅盐沉淀为重金属盐，有毒故还需进行脱铅。脱铅常采用硫化氢气体将沉淀分解并将其中的铅盐转变为不溶性硫化铅沉淀而除去。

三、结晶法

结晶法是利用混合物中的各成分在溶剂中因温度改变引起溶解度差异，使得所需成分以结晶状态析出，而达到分离的方法。

初次析出的结晶含有的杂质较多，为粗结晶，将粗结晶进一步纯化成为较纯的晶状物的过程称为重结晶。

（一）结晶溶剂的选择

结晶法的关键是选择合适的溶剂，理想溶剂一般应符合以下条件：①所用溶剂对被结晶成分的溶解度随温度不同有显著差异，热时溶解度大，冷时溶解度小；对杂质则冷热时都溶解，或冷热时都不溶解；②与被结晶成分不发生化学反应；③沸点适中，不宜过高或过低。

（二）操作流程

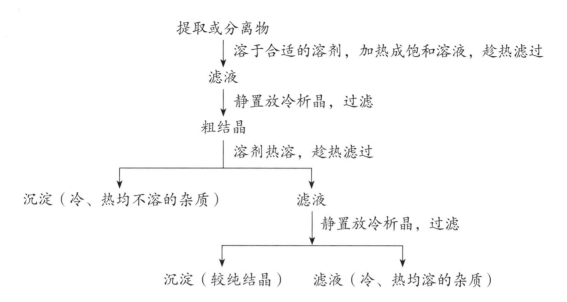

提取或分离物

    溶于合适的溶剂，加热成饱和溶液，趁热滤过

滤液

    静置放冷析晶，过滤

粗结晶

    溶剂热溶，趁热滤过

沉淀（冷、热均不溶的杂质）   滤液

    静置放冷析晶，过滤

沉淀（较纯结晶）   滤液（冷、热均溶的杂质）

（三）适用范围

适用于分离纯化固体化学成分。

（四）特点

分离纯化固体成分的重要方法之一，可获得较纯的单体。

（五）注意事项

天然药物在较高温度加溶剂制备成饱和溶液，必须保证化合物稳定。如果不能选择一种合适的溶剂时，可选用两种或两种以上溶剂组成混合溶剂。

四、色谱法

色谱法又称层析法，是一种分离和检识化合物的有效方法，具有分离效果好、分离效率高等优势，目前被广泛应用。当混合物中各成分的结构相近、性质相似，采用一般分离法如萃取法、沉淀法、结晶法等难以达到分离的目的时，选用色谱法可达到满意的分离效果。近年来各种色谱新技术发展，并结合电子学、光学、计算机技术的发展和应用，更趋于自动化、精密化、高速化，广泛应用于化学、生物、医药、食品、环保等多个领域。

色谱法主要是利用混合物中各成分在固定相和移动相中吸附、分配及其亲和力等的差异，使之达到相互分离。

（一）分类

色谱法的种类很多，不同的依据，有不同的分类方法，见表2-3。

表 2-3 色谱法的分类

依据	分类
按移动相种类不同	气相色谱、液相色谱
按色谱原理不同	吸附色谱、分配色谱、离子交换色谱、凝胶色谱等
按操作方式不同	柱色谱、纸色谱、薄层色谱等

柱色谱法具有分离试样量大的特点，故常用于制备性分离。下面主要介绍柱色谱分离方法。

（二）吸附柱色谱

1. 基本原理　利用作为固定相的吸附剂对混合物中各成分的吸附能力不同，以及移动相对各成分的解吸附能力不同而达到分离的目的。

吸附柱色谱法的分离效果主要从吸附剂、移动相、被分离成分的性质三个方面来考虑。

2. 影响的三要素

（1）吸附剂：指能够有效吸附某些成分，起到吸附作用的固体物质，常作为固定相。常用的吸附剂有氧化铝、硅胶、聚酰胺、活性炭等。大体遵循"相似者易于吸附"，极性吸附剂对极性大的成分吸附能力强；反之，非极性吸附剂则对极性小的成分吸附能力强。

其中，常用的极性吸附剂是氧化铝和硅胶，两者不仅能吸附极性大的成分，也能吸附极性大的水，当吸附剂中的含水量越高时，吸附能力越弱。根据含水量的多少，分成不同的活度级别。在一定温度下加热除去吸附剂中的水分，使吸附剂吸附能力增强，活性增高的过程，称为活化。但需掌控好活化温度及时间，否则会丧失吸附能力。通常氧化铝为400℃活化6h，硅胶为100~110℃活化30min。

（2）移动相：指能够穿过吸附剂带动被分离的成分移动，起到解吸附作用的溶剂，常作为移动相。使用极性吸附剂进行色谱分离时，移动相的极性越大，解吸附能力越强。

（3）被分离成分：被分离成分的极性大小决定了其吸附剂、移动相之间的相互作用。对于使用极性吸附剂进行色谱分离时，被分离成分的极性越大，被吸附越强，移动相进行洗脱就越困难。

若被分离成分的极性较大，可选用吸附能力弱的吸附剂，而移动相极性较大；若被分离成分的极性较小，可选用吸附能力强的吸附剂，而移动相极性较小。

一般而言，极性吸附剂如氧化铝、硅胶等适用于分离亲脂性成分，非极性吸附剂如活性炭适用于分离亲水性成分。

3. 操作技术　吸附柱色谱法指将被分离成分和吸附剂一同装入色谱柱中，用适当的洗脱剂进行洗脱以达到分离的方法。以硅胶吸附柱色谱为例，其操作包括三个步骤。

（1）装柱：一般分干法装柱和湿法装柱。装置见图2-11。

1）干法装柱：将所用硅胶经漏斗缓慢倒入柱中，其间可用软物轻轻敲打色谱柱，使装柱均匀。

2）湿法装柱：将所用硅胶连同洗脱剂一起倒入柱中，最好一次倾入，以防硅胶出现分段现象，影响分离效果。

（2）加样：若样品易溶于洗脱剂，则用少量的洗脱剂溶解制成样品液，从柱顶沿着柱壁轻轻注入；若样品难溶于洗脱剂，则用少量易挥发性溶剂溶解制成样品液，再与硅胶混匀，待溶剂挥干后从柱顶均匀地加在色谱柱中吸附剂的上面。加样后在柱上覆盖一层纯净的石英砂（或一层滤纸和玻璃珠层），使洗脱过程中柱体顶端保持平整。

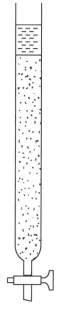

图2-11　柱色谱装置

（3）洗脱：洗脱剂一般根据薄层色谱法的条件来选择，采用梯度洗脱，逐渐增大洗脱剂的极性以提高洗脱能力，将吸附在硅胶上的不同成分逐个洗脱，达到分离的目的。

洗脱液的收集根据具体分离情况而定，若样品各成分有色，则分别收集各色带；若无色，则等份收集洗脱液，采用薄层色谱定性检查，合并含有相同组分的洗脱液。

（三）分配柱色谱

1. 基本原理　利用混合物中的各成分在两相溶剂（固定相和移动相）中的分配系数不同达到分离的效果。与两相溶剂萃取法一样，分配系数相差越大，分离效果越好，如式（2-2）所示：

$$K=\frac{C_{固}}{C_{移}}$$
　　　　　　　　式（2-2）

式中，K为分配系数；$C_{固}$为该成分在固定相中的浓度；$C_{移}$为该成分在移动相中的浓度。

2. 操作技术　分配柱色谱法与吸附柱色谱法的装置相同，需要注意：

（1）两相溶剂中的一相需作为固定相，常以某种惰性固体吸住该相溶剂，使之固定，这种吸住固定相溶剂的固体物质称为支持剂（或称载体）；另一相溶剂作为移动相。装柱前先将支持剂与固定相溶剂拌匀，再倒入选好的洗脱剂搅拌均匀，按湿法装柱。

（2）洗脱前需用固定相溶剂进行饱和处理，避免影响分离效果。

（四）其他柱色谱法

其他柱色谱法的原理见表2-4。

表2-4　其他柱色谱法的原理

方法	原理
聚酰胺色谱	聚酰胺作为固定相，聚酰胺分子能与酚类、酯类及醌类形成氢键而产生吸附。利用聚酰胺与混合物中的各成分形成氢键的能力不同而分离
离子交换色谱	离子交换树脂作为固定相，离子型化合物能与离子交换树脂上的同电荷离子进行交换而被吸附。利用离子交换树脂对混合物中的各成分进行离子交换的能力不同而分离
凝胶色谱	以凝胶作为固定相，凝胶具多孔性网状结构，比网孔小的化合物进入凝胶颗粒内部，向下流动受阻，移动慢，后洗脱；比网孔大的化合物不能进入凝胶内部而随洗脱剂顺着凝胶间隙向下流动不受阻，移动快，先洗脱。利用凝胶对混合物中各成分的分子大小的阻滞作用不同而分离
大孔吸附树脂色谱	大孔吸附树脂作为固定相，大孔树脂具吸附性，同时因其多孔性网状结构而产生筛选性（双重分离效果）。利用混合物中的各成分被吸附的能力和被网孔筛选的能力不同而分离

五、其他方法

（一）透析法

透析法是利用透析膜具有选择性透过的特点，使提取液中小分子物质可通过透析膜，而大分子物质不能通过，从而使天然药物中分子量差异较大的成分达到分离的效果。

本法可分离纯化天然药物化学成分中的大分子物质如：皂苷、蛋白质、多肽、多糖等。透析法操作简便，分离较完全，透析法操作如图2-12。

（二）分馏法

分馏法是利用各沸点不同的化合物组成的混合物，在分馏过程中产生高低不同的蒸气压，从而收集到不同沸点温度的馏分，达到分离目的的方法。

本法可分离天然药物中得到沸点相差较小的液体化合物，如挥发油、液体生物碱等。分馏法操作简单，但因加热可能会破坏某些成分，实验室常用的简单分馏装置如图2-13。

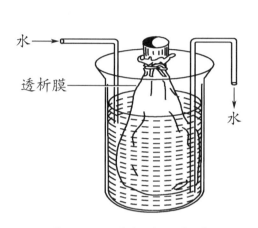

图2-12　透析法示意图

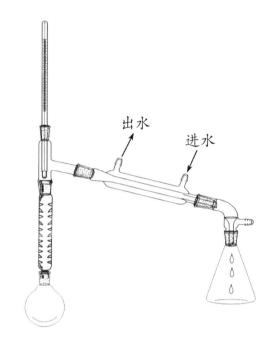

图2-13　简单分馏装置图

🔍 **课堂互动**

天然药物提取液一般为混合物，请结合实际选择适应的分离方法：

A. 两相溶剂萃取法　　　　B. 沉淀法　　　　C. 结晶法

D. 透析法　　　　　　　　E. 分馏法

1. 除去某蛋白质提取液中的无机盐小分子化合物使用（　　　）

2. 从某天然药物的水提液中分离出脂溶性成分使用（　　　）

3. 去除盐酸小檗碱粗品中的杂质（已知盐酸小檗碱热水易溶，冷水难溶）使用（　　　）

4. 从某天然药物水提液中获得季铵盐（已知季铵型生物碱与雷氏铵盐可形成沉淀）使用（　　　）

5. 分离毒芹总碱中的毒芹碱（沸点166℃）和羟基毒芹碱（沸点226℃）使用（　　　）

第三节　检识方法

天然药物经过提取、分离后，得到的有效成分还需进行检识，才能确定提取出的有效成分的类型及结构特征。常用的检识方法主要有：化学法、色谱法、波谱法、生物学法等。

一、化学检识

根据天然药物与化学试剂在一定条件下发生化学反应所产生的颜色、沉淀、气体、荧光等现象进行检识。各类天然药物化学成分的化学检识方法往往与化学成分的结构有关，一般采用专属性强的试剂，用简单、灵敏、快捷的定性试验方法，如试管法、滤纸片法等进行检识。通过化学检识结果，结合成分的溶解性及色谱行为进行综合分析，可初步判断某天然药物中可能存在的化学成分类型。

二、色谱、波谱检识

因为植物色素的存在，提取出来的供试液颜色较深，用化学方法检识时经常会掩盖反应现象，影响结果的准确判断，所以经常采用色谱方法进行检识。常用的色谱检识有薄层色谱法和纸色谱法。

（一）薄层色谱法

薄层色谱法（thin-layer chromatography，TLC）是一种在平面载板上均匀涂布适宜的固定相，形成薄层，将欲分离的试样于薄层板上点样，随移动相溶剂的移行展开，混合物中各成分获得分离的方法。

薄层色谱法是快速分离和定性分析少量物质的一种很重要的实验技术，属于固 - 液吸附色谱。其操作包括六个步骤，具体如下。

1. 制板　又称铺板。所用的玻璃板表面必须光滑、洁净，防止薄层脱落。方法有两种，一种是干法制板（软板），另一种是湿法制板（硬板）。

（1）软板：将吸附剂直接铺于板上，用两端带有套圈的玻璃棒将吸附剂向前推移，均匀铺制而成，套圈厚度即为薄层的厚度。此法不含黏合剂，故硬度小、易脱落、板面易损害。

（2）硬板：将吸附剂、黏合剂和水按一定比例调成糊状，均匀铺于板上，室温干燥后再活化即可用。此法具有硬度大、不易脱落等特点，应用广泛。

2. 活化　将涂铺完成后的薄层板水平放置，自然晾干，放置烘箱内加热活化。硅胶板一般在100~105℃活化30~60min，干燥器内保存备用。

3. 点样　将欲分离或检识的成分配制成样品溶液，距薄层板一端1~1.5cm处用铅笔划一起始线，在起始线上作记号标为原点（点样较多时，相邻两原点间的距离为1.5~2.0cm），用毛细管吸取样品溶液点在原点上，要求直径不超过2~3mm，待样品溶液挥干后重复点样2~3次。

4. 展开　预先用展开剂将密闭的色谱缸饱和片刻，然后将点样好的薄层板置缸内支架上，勿与展开剂接触，预饱和一定时间，使与缸内饱和的展开剂气体达到平衡。饱和后将点样好的薄层板一端浸放在装有展开剂的密闭色谱槽中，以浸没下端0.5cm为宜（切记勿使原点浸没），展开方式常用上行法，如图2-14。待展开至薄层板的3/4高度即可取出，在展开剂移行的最前端用铅笔划出溶剂前沿。

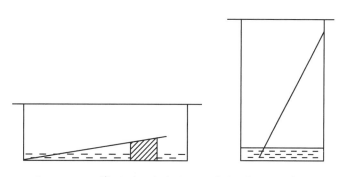

图2-14　薄层色谱法上行单向展开示意图

5. 显色　天然药物所含各种成分的显色条件各不相同，通常先后在日光、紫外光灯（254nm或365nm）下观察有无有色斑点及荧光斑点，必要时再喷显色剂使斑点呈现颜色，用铅笔划出斑点。

6. 计算R_f值　即比移值，指各成分在薄层板上展开的相对位置（图2-15），计算方法如下：

$$R_f = \frac{原点到斑点中心的距离}{原点到溶剂前沿的距离} \qquad 式（2-3）$$

式中，R_f表示比移值。

同一种化学成分在相同的色谱条件下R_f值应相同，利用此特点可进行定性检识。例如欲知某提取液中是否含有A成分，可将对照品A成分与提取液在同一块薄板上点样，展开，显色后，若提取液中某斑点的R_f值与对照品A的R_f值相同，则说明提取液中含有A成分，见图2-16。

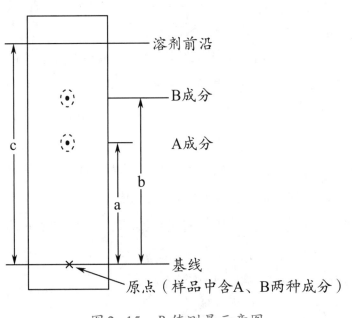

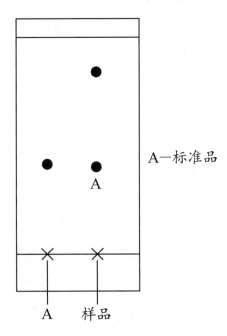

图2-15　R_f值测量示意图　　　　　　图2-16　色谱定性检识图

（二）纸色谱法

纸色谱法（paper chromatography，PC）是以滤纸为支持剂，滤纸吸着的水（或其他溶剂）为固定相，用一定的溶剂系统为移动相进行展开，利用混合物中各成分分配系数的差异而达到分离目的的一种分配色谱法。其操作包括五个步骤，具体如下。

1. 滤纸准备　以滤纸为载体，纸上所含的水分为固定相。所用的色谱滤纸必须平整、干净。剪裁滤纸时为了达到理想的分离效果，滤纸的纹路应与展开方向垂直。

2. 点样　纸色谱的点样方法与薄层色谱法基本相似。

3. 展开　所用的展开剂须与水互不相溶，展开方式常用上行法，见图2-17。展开过程中混合物中的各成分就在展开剂（移动相）和水（固定相）中反复分配，若成分的极性大，在水中分配多，在展开剂中分配少，在滤纸上展开距离短，移动速度慢；反之则相反。

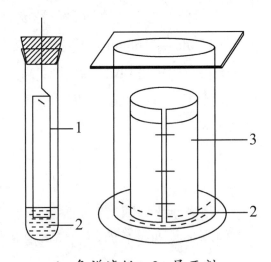

1. 色谱滤纸；2. 展开剂；
3. 色谱滤纸筒。

图2-17　纸色谱上行展开示意图

4. 显色　方法同薄层色谱法。

5. 计算R_f值　方法同薄层色谱法。

（三）其他色谱检识法

1. 高效液相色谱法　高效液相色谱法（high performance liquid chromatography，HPLC）是在经典的液相色谱的基础上发展起来的一种具有高效、快速、高灵敏度特点的色谱分离方法。以液体为流动相，采用高压输液系统，将流动相泵入装有固定相的色谱柱，在柱内根据各成分在固定相和流动相中吸附、分配、离子交换等差异而被分离，进入检测器进行检测，从而实现对试样的分析。此法具有高速、高分离效能、高灵敏度、操作自动化、适用范围广等特点，在天然药物化学成分研究、医学、环境化学、高分子工业、农学等领域中得到广泛应用。

2. 气相色谱法　气相色谱法（gas chromatography，GC）是一种以气体为流动相，利用天然药物中各组分在气体与固定相之间的吸附能力的不同或分配系数的差异而得以分离的色谱分离方法。此法具有分离效率高、分析速度快、试样用量少、选择性好、应用范围广等优点，但不适宜分离高沸点、稳定性差、高极性化合物。目前广泛用于石油化工、食品卫生及药物分析等领域。

（四）波谱法

在有机化学中应用最广泛的测定分子结构的方法是紫外光谱、红外光谱、核磁共振谱和质谱。波谱法的特点是样品用量少，对结构复杂的天然化合物在较短的时间内就能完成结构的测定，方法灵敏度高、准确度高、重现性好。

1. 紫外光谱　紫外光谱（UV）可用于化合物的初步鉴定，主要提供分子中的共轭体系的结构信息，判断共轭体系中取代基的位置、种类和数目。

2. 红外光谱　红外光谱（IR）可用于对未知结构化合物的鉴定，主要用于功能基的确认、芳环取代类型的判断等，还可与标准品对照鉴别已知化合物。

3. 核磁共振谱　核磁共振谱（NMR）是化合物分子在磁场中受电磁波的辐射，有磁矩的原子核吸收一定的能量产生能级的跃进，即发生核磁共振，以吸收峰的频率对吸收强度作图所得之图谱。它能提供分子中有关氢及碳原子的类型、数目、互相连接方式、周围化学环境以及构型、构象的结构信息。

4. 质谱　质谱（MS）能确定化合物的分子量、元素组成，在裂解碎片检测官能团、辨认化合物类型、推导碳骨架方面发挥重要作用。

第四节　提取分离方法和技术在天然药物制药行业的应用

我国天然药物资源丰富，并且在我国的应用已经有千年的历史，是我国劳动人民长期与疾病斗争所积累的宝贵财富，是中华民族对世界医学的重要贡献。近年来随着现代化科学技术的不断深入，天然药物制药行业迅猛发展，推动中医药事业和产业高质量发展，推动中医药走向世界。

一、天然药物制药行业概况

我国的天然药物制药行业包括中药材、中药饮品和中成药三大部分，这三个部分构成了天然药物制药行业的三大支柱。天然药物制药行业产业链的构成情况如图2-18所示。

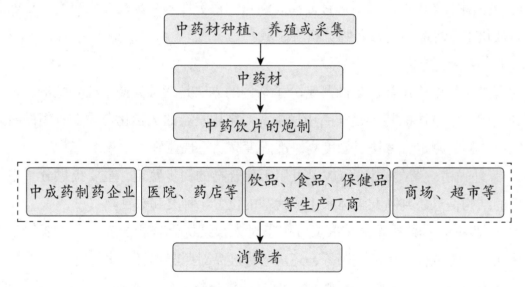

图2-18　天然药物制药行业产业链构成情况

天然药物来自植物、动物、矿物和微生物，并以植物来源为主。天然药物的生产主要是以中药材为基础进行一系列加工，形成中药饮片或中成药，以满足医疗需求。

中药饮片是指中药材经过炮制后可用于中医临床调配处方或制剂生产使用的所有中药。目前，中药饮片包括传统饮片（厚片、薄片、顺片、斜片、块、丝、段或节等）、包煎饮片、中药配方颗粒饮片等类型。其中中药配方颗粒经过现代制药技术模拟家庭水煮的方法进行提取、浓缩、分离、干燥、制粒、包装等过程制成的。中药配方颗粒携带方便、服用简单等特点，适用消费终端的需要，市场销售逐年上升，成为中药饮片生产企业应用广泛的产品。

中成药是以单味或多味的中药饮片为原材料，在中医理论和用药原则的指导下，按规定的处方工艺加工成一定剂型的单方或复方制剂。中成药的剂型包括古老传统的丸剂、散剂、膏剂、丹剂、酒剂、露剂、汤剂等，以及近几十年逐渐发展出现的片剂、颗粒剂、糖浆剂、胶囊剂、注射剂、喷雾剂、栓剂等40多种新剂型。中成药可直接服用（或外用）、体积小、携带方便，易于被患者接受，同时随着居民消费水平的提高，越来越多的人开始关注养生保健，使中成药市场需求在持续扩大，中成药行业快速发展。面对激烈的市场竞争，生产企业需要不断进行市场调研，加大药品研发力度，提高产品技术，更好地满足市场需求。

二、应用

（一）在天然药物制剂生产过程中的应用

天然药物生产（中成药产品），一般按照以下的流程进行：原材料→提取→制剂→内包装→外包装→成品，严格按照《药品生产质量管理规范》（GMP）的要求进行生产，产品需符合质量标准要求。生产过程主要包括提取和制剂两部分。

1. 提取过程　以中药饮片为原料，经过浸渍、渗滤、煎煮、回流或水蒸气蒸馏法等方法提取后，进一步纯化、浓缩，最后形成膏体，或者把膏体烘干。在提取过程中要根据天然药物的理化性质选用合适的提取、分离的方法。

在天然药物实际生产中常用的提取分离方法有水提醇沉、醇提水沉等。水提醇沉指先用水提出药材成分，将此提取液浓缩后，再用不同浓度的乙醇沉淀除去其中的杂质。醇提水沉指先用适宜浓度的乙醇提出药材成分，再用水沉淀出提取液中的杂质。

2. 制剂过程　制剂生产过程如图2-19所示，以提取得到的浸膏作为原料，按照剂型的要求，加入各种辅料，制成相应剂型。

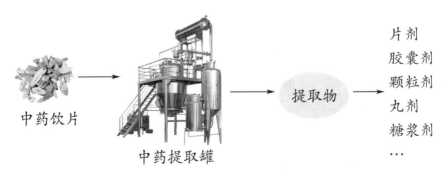

图2-19　天然药物生产过程（中成药产品）示意图

案例分析

一、板蓝根颗粒

【处方】板蓝根1 400g

【制备】取板蓝根，加水煎煮两次，第一次2小时，第二次1小时，煎液滤过，滤液合并，浓缩至相对密度约为1.20（50℃）的清膏，加乙醇使含醇量达60%，静置使沉淀，取上清液，回收乙醇并浓缩至适量，加入适量的蔗糖粉和糊精，制成颗粒，干燥，制成1 000g，每袋装5g（相当于饮片7g），即得。

【解析】本品清热解毒、凉血利咽。用于肺胃热盛所致的咽喉肿痛、口咽干燥、腮部肿胀；急性扁桃体炎、腮腺炎见上述证候者。本品的主要成分是氨基酸，用煎煮法进行水提取，再用醇沉法将一些多糖、蛋白质等杂质去除，浓缩成浸膏，加入辅料制成颗粒。

二、十滴水

【处方】樟脑 25g　　　干姜 25g　　　大黄 20g　　　小茴香 10g

　　　　肉桂 10g　　　辣椒 5g　　　桉油12.5ml

【制备】以上七味，除樟脑和桉油外，其余干姜等五味粉碎成粗粉，混匀，用70%乙醇作溶剂，浸渍24小时后进行渗漉，收集渗漉液约750ml，加入樟脑和桉油，搅拌使完全溶解，再继续收集渗漉液至1 000ml，搅匀，即得。

【解析】本品健胃，祛暑。用于因中暑而引起的头晕、恶心、腹痛、胃肠不适。本品为棕红色至棕褐色的澄清液体，乙醇量应为60%~70%。本品主要采用乙醇进行浸渍、渗滤，对主要成分进行提取，制成乙醇溶液。

三、藿香正气软胶囊

【处方】苍术 195g　　　陈皮 195g　　　厚朴（姜制）195g

　　　　白芷 293g　　　茯苓 293g　　　大腹皮 293g

　　　　生半夏 195g　　甘草浸膏 24.4g　广藿香油 1.95ml

　　　　紫苏叶油 0.98ml

【制备】以上十味，苍术、陈皮、厚朴（姜制）、白芷用乙醇提取两次，合并乙醇提取液，浓缩成清膏；茯苓、大腹皮加水煎煮两次，煎液滤过，滤液合并；生半夏用冷水浸泡，每8小时换水一次，泡至透心后，另加干姜16.5g，加水煎煮两次，煎液滤过，滤液合并；合并两次滤液，浓缩后醇沉，取上清液浓缩成清膏；甘草浸膏打碎后水煮化开，醇沉，取上清液浓缩制成清膏；将上述各清膏合并，加入广藿香油、紫苏叶油与适量辅料，混匀，制成软胶囊1 000粒，即得。

【解析】本品解表化湿，理气和中。用于外感风寒、内伤湿滞或夏伤暑湿所致的感冒，症见头痛昏重、胸膈痞闷、脘腹胀痛、呕吐泄泻；胃肠型感冒见上述证候者。本品主要成分比较复杂，苍术、陈皮、厚朴、白芷采用醇提法，茯苓、大腹皮、生半夏、干姜、甘草浸膏采用水提醇沉法，各自浓缩成清膏，清膏合并加入辅料制成软胶囊。

（二）在天然药物或制剂质量控制中的应用

为了保证天然药物（中药材、中药饮品和中成药）用药安全、合理、有效，必须对天然药物进行质量控制。天然药物防治疾病的作用，与其有效成分的存在和含量的多少有关，而有效成分又受天然药物的品种、产地、采收季节、加工方法、贮存条件的影响而变化。因此，研究天然药物的有效成分可以为中药材的合理采集、中药饮片的合理炮制和中成药的生产工艺提供科学的依据，有效地控制天然药物的质量。

1. 中药材采集　中药材的质量主要受药材产地、采收时期、产地加工等因素的影响。

（1）药材产地：我国幅员辽阔，自然地理状况复杂多样，水土、气候、日照等条件相差甚远，导致不同产地的同一药材具有地域性差别，就形成了"道地药材"之说。例如葛根的总黄酮的含量，吉林产的含量高达12%，而贵州产的含量仅为1.77%。

（2）采收时期：植物的根、茎、叶、花、果实和种子都有一定的生长成熟期，有效成分的储存量也因季节的不同而存在差异，因此中药材的质量与采收时期密切相关。例如：麻黄的采收时期，10月份采收的麻黄其麻黄碱、伪麻黄碱的含量均明显高于5月份采收的麻黄。

（3）产地加工：为保证中药材质量，防止腐败、变质和虫蛀往往需要进行产地加工，可多数采收者常忽视这个步骤而影响中药材质量。例如金银花在产地采用蒸后晒干的方法，其绿原酸和异原酸含量比生晒的高7倍。

2. 中药饮片炮制　中药饮品的炮制可起到去毒、转化、协同等作用，明代陈嘉谟在《本草蒙筌》中指出："凡药制造，贵在适中，不及则功效难求，太过则气味反失。"可见中药饮品炮制是否得当，将直接影响其质量优劣。在炮制的过程中，温度的控制、加热的方式、时间的长短、辅料的选择等都会直接影响中药材质量。例如槐花炭中止血成分为鞣质，鞣质含量随加热温度的不同差异极大，170℃以下受热，鞣质含量的变化不大；170~190℃受热，鞣质含量迅速增高数倍；190℃以上受热，鞣质含量下降。

3. 中成药的生产工艺　天然药物有效成分能否被提取、分离，以及生产过程中能否稳定存在，成为影响中成药质量的主要内容。天然药物生产工艺包括提取、分离和制剂，在过程中要接触大量的水、醇、热，有效成分可能发生物理化学变化，会影响天然药物的质量。例如：元香止痛丸，60℃烘干成型时，有效成分四氢帕马丁的含量与原药材没有变化，而其中的挥发油含量下降；升高至80℃烘干成型时，四氢帕马丁的含量下降，其中挥发油含量进一步下降。

（三）在天然药物或制剂检识中的应用

为了有效地控制天然药物的质量，保证药物安全有效，必须对天然药物进行质量分析。天然药物质量分析需依据药品质量标准，主要是《中国药典》（2020年版）一部，检识的内容包括性状、鉴别、检查、含量测定等。天然药物因其组成的复杂性，与一般化学药物制剂相比，具有有效成分难确定、化学成分复杂、各成分含量差异大等特点，常需要多种鉴别方法。其中包括化学检识方法和色谱检识方法。

1. 化学检识　根据天然药物与化学试剂在一定条件下发生化学反应所产生的颜色、沉淀、气体、荧光等现象，鉴别天然药物的真伪。所鉴别的成分应是有效成分或其他特征成分，优选专属性强、灵敏、简便的鉴别方法。

◎ 案例分析

一、中药材茯苓的鉴别

取本品粉末少量，加碘化钾试液1滴，显深红色。

二、冰硼散的鉴别

取本品1g，加水6ml，振摇，加盐酸使成酸性，滤过，分取滤液3ml，点于姜黄试纸上使润湿，即显橙红色，放置干燥，颜色变深，置氨蒸气中熏，变为绿黑色。

三、复方金钱草颗粒的鉴别

取本品10g（每袋装10g），研细，加乙醇15ml，加热回流20min，滤过，取滤液1ml，加盐酸2~4滴，再加少量镁粉，置水浴中加热数分钟，溶液变红色。

2. 色谱检识　色谱法分离效能高、灵敏，特别适合天然药物的鉴别。其中薄层色谱法操作简便，有多种专属性的检出方法，是目前天然药物分析中应用较多的鉴别方法。薄层色谱法鉴别主要是将天然药物样品和对照品在同一条件下进行分离分析，观察样品在对照品相同斑点的位置上是否有同一颜色（或荧光）的斑点，从而确定样品中有无要检出的成分。

三七片的薄层色谱法鉴别

1. 样品溶液制备　取三七片粉末0.5g，加甲醇10ml，振摇30分钟，滤过，滤液蒸干，残渣加甲醇1ml使溶解，作为供试品溶液。

2. 对照品溶液制备　取三七皂苷R_1对照品及人参皂苷Rb_1对照品、人参皂苷Rg_1对照品，加甲醇制成每1ml各含0.5mg的混合溶液，作为对照品溶液。

3. 点样　照薄层色谱法（通则0502）试验，吸取上述两种溶液各5μl，分别点于同一硅胶G薄层板上。

4. 展开　以三氯甲烷－甲醇－水（7：3：0.5）为展开剂展开。

5. 显色　取出，晾干，喷以10%硫酸乙醇溶液，在105℃加热至斑点显色清晰，分别置日光和紫外光灯（365nm）下检视。

6. 结果分析　供试品色谱中，在与对照品色谱相应的位置上，日光下显相同颜色的斑点；紫外光下显相同颜色的荧光斑点。

● ···· 章末小结

1. 溶剂提取法的原理　溶剂因渗透和扩散的作用，进入药材组织，溶解有效成分，形成浓度差做循环运动直至动态平衡。

2. 常用的溶剂极性由弱到强顺序依次是石油醚＜无水乙醚＜三氯甲烷＜乙酸乙酯＜正丁醇＜丙酮＜乙醇＜甲醇＜水。溶剂按极性大小分为三类：水、亲水性有机溶剂、亲脂性有机溶剂。

3. 天然药物有效成分提取方法包括溶剂提取法、水蒸气蒸馏法、超临界流体萃取法、升华法等。其中溶剂提取法包括浸渍法、渗滤法、煎煮法、回流法、连续回流法。利用各种提取方法的特点、适用范围，合理应用于天然药物的提取。

4. 天然药物提取成分的分离方法包括两相溶剂萃取法、沉淀法、结晶法、色谱法、透析法、分馏法等。依据天然药物有效成分混合物的理化特性，选用合适的分离方法。

5. 两相溶剂萃取的原理是利用混合物中各种成分在两种互不相溶的溶剂中分配系数不同而达到分离的目的。

6. 吸附色谱法的分离效果受吸附剂、展开剂、被分离成分等三大因素的影响。硅胶柱色谱的操作步骤包括装柱、加样、洗脱。

7. 天然药物有效成分的检识方法包括化学法、色谱法、波谱法等。

8. 天然药物有效成分的提取、分离方法在天然药物生产中有十分重要的应用。

思考与练习

一、 选择题

A型题（1~20题）

1. 溶剂①正丁醇；②乙醚；③乙醇；④甲醇；⑤乙酸乙酯，极性由强到弱的排序是（   ）

   A. ④③①②⑤   B. ④③①⑤②   C. ④③⑤①②

   D. ③①④②⑤   E. ②⑤①③④

2. 属于亲脂性有机溶剂的是（   ）

   A. 乙醇   B. 甲醇   C. 乙醚

   D. 氨水   E. 丙酮

3. 以下溶剂中溶解范围最广的是（   ）

   A. 水   B. 乙醇   C. 正丁醇

   D. 石油醚   E. 乙酸乙酯

4. 以下溶剂极性最小的是（   ）

   A. 乙醚   B. 三氯甲烷   C. 正丁醇

   D. 石油醚   E. 乙酸乙酯

5. 下列可溶于水的成分的是（   ）

   A. 油脂   B. 淀粉   C. 挥发油

   D. 苷元   E. 树脂

6. 在水溶液中不能被乙醇沉淀的是（   ）

   A. 氨基酸   B. 淀粉   C. 葡萄糖

   D. 无机盐   E. 鞣质

7. 提取遇热不稳定的成分以及多糖含量高的成分适用的方法是（   ）

   A. 渗滤法   B. 煎煮法   C. 连续回流法

D. 回流法　　　　　　　　　E. 浸渍法

8. 不能用有机溶剂对天然药物进行提取的是（　　　）

A. 渗滤法　　　　　　B. 回流法　　　　　　C. 浸渍法

D. 煎煮法　　　　　　E. 连续回流法

9. 连续回流提取法所用的仪器是（　　　）

A. 超声提取器　　　　B. 渗滤筒　　　　　　C. 索氏提取器

D. 旋转蒸发仪　　　　E. 水蒸气蒸馏器

10. 提取对热不稳定成分宜选用（　　　）

A. 水蒸气蒸馏法　　　B. 回流法　　　　　　C. 连续回流法

D. 煎煮法　　　　　　E. 渗滤法

11. 具有挥发性的化合物的提取宜选用（　　　）

A. 升华法　　　　　　B. 煎煮法　　　　　　C. 水蒸气蒸馏法

D. 渗滤法　　　　　　E. 回流法

12. 常作为超临界流体的物质的是（　　　）

A. 液态氧气　　　　　B. 石油醚　　　　　　C. 二氧化碳

D. 氩气　　　　　　　E. 丙酮

13. 两相溶剂萃取法的原理是利用混合物中各成分在两相溶剂中的（　　　）

A. 沸点不同　　　　　B. 密度不同　　　　　C. 压力不同

D. 分配系数不同　　　E. 温度不同

14. 从天然药物水提液中萃取有效成分，应选用的萃取剂是（　　　）

A. 甲醇　　　　　　　B. 乙醇　　　　　　　C. 正丁醇

D. 酸水　　　　　　　E. 碱水

15. 在浓缩的水溶液中加入一定量80%的乙醇，不能除去的成分是（　　　）

A. 黏液质　　　　　　B. 树胶　　　　　　　C. 无机盐

D. 淀粉　　　　　　　E. 游离生物碱

16. 结晶法成败的关键是（　　　）

A. 选择合适溶剂　　　B. 升高温度　　　　　C. 降低温度

D. 除净杂质　　　　　E. 制成过饱和溶液

17. 硅胶薄层板活化适宜的温度和时间是（　　　）

A. 110℃/60min　　　　B. 100～105℃/30min　　C. 100～150℃/30min

D. 110～120℃/30min　　E. 120～130℃/30min

18. 应用硅胶吸附色谱分离天然药物时，以下表述正确的是（　　）

    A. 极性大的先流出　　　　B. 极性小的先流出　　　　C. 熔点高的先流出

    D. 熔点低的先流出　　　　E. 分子量大的先流出

19. 薄层色谱法的主要应用是（　　）

    A. 提取化合物　　　　　　B. 分离化合物　　　　　　C. 检识化合物

    D. 分离和检识化合物　　　E. 制备化合物

20. 纸色谱法的固定相是（　　）

    A. 滤纸　　　　　　　　　B. 滤纸所含的水　　　　　C. 极性较大的溶剂

    D. 亲脂性溶剂　　　　　　E. 亲水性溶剂

    B型题（21~28题）

    A. 浸渍法　　　　　　　　B. 渗滤法　　　　　　　　C. 水蒸气蒸馏法

    D. 煎煮法　　　　　　　　E. 升华法

21. 提取能随水蒸气蒸馏且不溶于水的成分适宜的方法（　　）

22. 不能使用铁具且提取溶剂为水的提取的方法（　　）

23. 适用于遇热不稳定且动态提取的方法（　　）

24. 提取具有升华性成分适宜的方法（　　）

    A. 离子交换色谱　　　　　B. 凝胶色谱　　　　　　　C. 硅胶色谱

    D. 活性炭色谱　　　　　　E. 聚酰胺色谱

25. 利用与各成分形成氢键的能力不同而分离的方法（　　）

26. 利用与各成分进行离子交换的能力不同而分离的方法（　　）

27. 利用固定相对各成分的分子大小的阻滞作用不同而分离的方法（　　）

28. 利用极性吸附剂对各成分吸附能力不同而分离的方法（　　）

    X型题（29~33题）

29. 下列方法中适用于有效成分遇热稳定的提取方法是（　　）

    A. 浸渍法　　　　　　　　B. 渗滤法　　　　　　　　C. 煎煮法

    D. 回流法　　　　　　　　E. 水蒸气蒸馏法

30. 下列溶剂中既极性大又与水混溶的是（　　）

    A. 甲醇　　　　　　　　　B. 乙醇　　　　　　　　　C. 丙酮

    D. 正丁醇　　　　　　　　E. 乙酸乙酯

31. 从水提取液中萃取亲脂性成分，常用的溶剂是（　　）

    A. 乙酸乙酯　　　　　　　B. 三氯甲烷　　　　　　　C. 乙醇

D. 石油醚　　　　　　　E. 正丁醇

32. 对天然药物提取的混合物进行分离的方法是（　　　）

A. 升华法　　　　　　B. 萃取法　　　　　　C. 沉淀法

D. 色谱法　　　　　　E. 透析法

33. 柱色谱法的操作步骤包括（　　　）

A. 装柱　　　　　　　B. 上样　　　　　　　C. 点样

D. 洗脱　　　　　　　E. 计算 R_f 值

二、　简答题（34~35题）

34. 天然药物有效成分的溶剂提取方法有哪些？有什么特点？

35. 两相溶剂萃取法的原理是什么？简述从水提液中萃取亲脂性成分的简单萃取法操作步骤。

（方　莉）

实训一　色谱法操作练习

【实训目标】

1. 掌握薄层色谱板的铺制和纸色谱法检识的原理及操作步骤。

2. 学会纸色谱法在检测制剂质量、控制质量优劣中的应用。

3. 培养学生的动手操作能力并能规范地完成实训报告的书写。

4. 做好实训室安全防护，及时将用过的展开剂倒入回收瓶做集中处理。

5. 节约用水，人走灯关。

【实训原理】　分配色谱法的原理，通常以滤纸上吸附的水作为固定相，以正丁醇－冰醋酸－水（19∶5∶5，上层）为移动相，利用混合物中各成分在两相溶剂中的分配系数不同而进行的分离方法。成分的极性越大，R_f 值越小；成分的极性越小，R_f 值越大。

$$比移值计算公式：R_f = \frac{原点到斑点中心的距离}{原点到溶剂前沿的距离}$$

【实训内容】

一、试药和仪器

硅胶H、羧甲基纤维素钠（CMC-Na）、95%乙醇、板蓝根颗粒、1%脯氨酸对照品、正丁醇、冰醋酸、纯化水、0.5%茚三酮试剂等。

5cm×15cm玻璃板、乳钵、电子天平、角匙、色谱缸、色谱滤纸、毛细管或微量注射器、烘箱、喷壶、超声提取器、电炉、干燥器、尺子等。

二、实训步骤

1. 硅胶H-CMC-Na薄层色谱板的铺制　称取3g的硅胶H于乳钵中，加入0.8%的CMC-Na 9ml，按同一方向迅速研磨成均匀的糊状，借助研钵槌倾倒在5cm×15cm玻璃板上使之充满整个玻璃面，然后用手颠动至薄层色谱板涂铺均匀、平整，水平台面上室温晾干，活化（100~110℃烘箱中加热30min），冷后贮于干燥器内备用。

2. 纸色谱法

滤纸：规格6cm×25cm（预先用水蒸气饱和备用）。

展开剂：正丁醇-冰醋酸-水（19∶5∶5，上层）。

供试品：取板蓝根颗粒适量（相当于饮片2.8g）研细，加10ml乙醇超声处理30min，滤过，滤液浓缩至2ml，作为供试品溶液。

对照品：1%脯氨酸对照品溶液。

显色剂：0.5%茚三酮试剂。

操作：取规格6cm×25cm滤纸一张，在距一端2cm处画基线并在基线上定两个待点样原点，两个原点之间的距离要大于2cm；用点样器分别取供试品、对照品进行点样，控制斑点直径不超过2~4mm；将一定量的展开剂倒入色谱缸中，将点样后的滤纸悬挂在液面上（勿使滤纸条与展开剂接触）饱和10min左右，然后降下滤纸挂钩使滤纸下端浸入展开剂1cm左右展开，待展至滤纸条全长的2/3时取出，用铅笔划出溶剂前沿；待展开剂充分挥干后喷0.5%茚三酮试剂，并于105℃加热显色，记录斑点色泽，分别测量原点至溶剂前沿的距离以及原点至斑点中心的距离，计算R_f值。

【实训注意】

1. 练习薄层色谱板的制作时，应保证玻璃板清洗干净并干燥，吸附剂与黏合剂的用量通常是1∶3；铺制的板要表面均匀、平整、光滑，无破损及污染。

2. 分配色谱法所用滤纸应质地均匀，具有一定的机械强度，纸面应保持洁净、平整无折痕；定性鉴别选用较薄的滤纸，微量成分的制备性分离通常要用较厚的滤纸；点样时，要随点随吹干，控制原点直径不可过大，否则展开效果会受影响；加热显色时，应控制好滤纸与加热源之间的距离，避免滤纸焦化。

3. 选择与对照品斑点距离相近的供试品斑点计算 R_f。若供试品中某一斑点的 R_f 与对照品的 R_f 之差在 ±0.05 之内，并且斑点颜色相同，基本可以断定两者为同一个成分。纸色谱法（或薄层色谱法）是目前《中国药典》（2020 年版）一部鉴别药材或成方制剂质量的有效手段之一。

【实训结果】

1. 薄层色谱板的铺制　称取_____g 的硅胶 H 于乳钵中，加入 0.8% 的 CMC-Na_____ml，按同一方向迅速研磨成均匀的糊状，倾倒在_____玻璃板上。铺好的板置于室温晾干，使用前应于_____温度，加热_____min 活化。

2. 纸色谱法　具体操作包括_____、_____、_____、_____和_____。

裁切好的滤纸应预先_____饱和；点样时，距滤纸一端_____cm 处作基线标记，两个点样原点之间的距离不小于_____，点样斑点直径不超过_____mm；展开时，量取的展开剂是_____ml，饱和_____min，展开的时间为_____min，采用的是_____展开法；滤纸取出后，自然光下斑点颜色为_____，喷洒_____试剂，于_____℃加热后斑点颜色_____。

请将色谱检识图谱绘制在下面空白处，标注出测量结果并计算 R_f。

结果分析：_____。

【实训检测】

1. 纸色谱法是依据什么原理对化学成分进行分离的？

2. 简述纸色谱法的操作步骤及注意事项。

3. 裁切后的滤纸在使用前，为什么要先用水蒸气饱和？滤纸在这里起到了什么作用？

4. 写出 R_f 值的计算公式。

（方　莉）

第三章
糖和苷类

第一节　概述

预习提示

- 有机化学中糖类的概念、分类等。
- 糖类化合物的结构特点、理化性质。
- 苷类的结构分类、理化性质。

学习目标

- 掌握苷的结构分类、理化性质、原生苷和次生苷的提取原理。
- 熟悉常见苷糖的分类、性质和检识。
- 了解常见苷的生物活性。
- 认识苷的三大结构组成，学会通过苷糖、苷键判断苷的共性，通过苷元判断苷的特性，并运用到五大苷类化合物的学习中。
- 养成主动学习、善于归纳总结的良好学习习惯，积极探索，勤学苦练。

⊙ 情境导入

情境描述：

糖对人体的作用

　　糖类化合物与我们的生活密不可分，从大家熟悉的葡萄糖、蔗糖、淀粉，到棉花中的纤维素、蟹壳中的甲壳素，都属于糖类化合物。糖类在许多基本生命过程中起着重要的作用，对人体的主要益处概括如下。

　　（1）提供能量：日常饮食摄入适量的糖可以获得维持生命活动所需的能量，如常用的蔗糖，由葡萄糖和果糖组成，其中的葡萄糖分解后可以释放出能量，通过一系列糖代谢过程为机体提供能量。

（2）促进大脑发育：人们从婴幼儿时期就开始摄入糖类，比如母乳中特有的乳糖，由葡萄糖和半乳糖组成，其中的半乳糖可以促进婴幼儿的大脑发育。

（3）降糖作用：糖类中某些糖不会升高血糖反而具有降糖作用，如阿拉伯糖，由于与蔗糖酶亲和力超过蔗糖的原因，可降低蔗糖的分解吸收，起到一定的降糖作用。

但是过量食用糖（世界卫生组织建议成人和儿童摄入糖量为每日摄入总能量的10%以下）也会引起以下的危害。

（1）过高体重：1g糖可产生约4kcal的能量，经常饮用含糖饮料肥胖风险会增加。

（2）龋齿：蔗糖既可为细菌提供营养，又可以形成酸性环境使得细菌不断繁殖。

（3）糖尿病、心血管疾病：如果蔗糖过量食用造成体内代谢不及时，血糖升高迅速，容易增加糖尿病、高血脂、高血压等疾病的发生。

（4）脂肪肝：糖尿病患者不能有效利用葡萄糖，造成脂肪酸累积，引起肝脏的脂肪合成增加，脂肪肝的风险增大。

学前导语：

日常的餐饮如饮料、甜点等通常含有较高的糖分，如长期不注意控制摄入量，有可能导致肥胖以及龋齿，甚至其他疾病。

同学们，这个事例告诉我们凡事具有两面性，有益的食物（如食用糖）也会有潜在危害。作为药学专业的学生，今后在进行药学服务时，应注意提醒咨询者合理饮食，避免对某类食品的过量食用，以免造成摄入量过高而危害生命健康。

一、糖类

通常把多羟基醛或多羟基酮类化合物及其缩聚物的一系列化合物，称为糖类化合物。糖类化合物在自然界中分布广泛，天然药物中的糖类成分，是植物光合作用的产物，也是植物生命活动不可缺少的能量物质、支撑物质（约占植物干重的80%~90%），还是植物界广泛存在的、具有明显生物活性的苷类成分结构中的重要组成部分。

糖类化合物分为单糖、低聚糖和多糖三种类型。通常，把能与非糖物质结合成苷的糖称为苷糖，一般是指糖中的单糖和低聚糖。

（一）苷糖的结构分类

苷糖的结构类型见表3-1。

表 3-1 苷糖的结构类型及代表化合物

结构类型（特点）		代表化合物	来源及功效
单糖：糖的最小单元，不能水解	五碳醛糖	L-阿拉伯糖	从豆科植物阿拉伯树分泌的胶体中提取出，且广泛存在于植物中，可作为糖尿病患者的代糖甜味剂
	甲基五碳醛糖（6-去氧糖）	L-鼠李糖	广泛存在于植物中，也可从芦丁中分离获得。常用作甜味剂
	六碳醛糖	D-葡萄糖	自然界中分布最广泛的糖，可由植物通过光合作用产生
	α-去氧糖（2,6-去氧糖）	D-洋地黄毒糖	存在于玄参科植物洋地黄的叶中，与强心苷苷元结合成苷后具有强心作用
低聚糖：2~9个单糖分子的缩聚物，能水解	还原性糖（具有游离半缩醛羟基）	芸香糖	存在于豆科植物槐的干燥花蕾中，与槲皮素结合成的芦丁具有凉血止血、清肝泻火的功效
	非还原性糖（无游离半缩醛羟基）	棉子糖	存在于锦葵科植物陆地棉的干燥棉籽中，可增强免疫力，提高抗癌能力

葡萄糖的结构表达式

单糖的结构有三种表示方法,现以葡萄糖为例体现如下:

费歇尔(Fischer)投影式　哈沃斯(Haworth)投影式　椅型构象

在天然药物化学应用中,以哈沃斯投影式最为常见。糖在水溶液中的真实存在形式通常以哈沃斯式表示,糖在植物体中的存在形式通常以椅型构象表示。

通常把C-1称为糖的端基碳原子,C-1上的羟基为半缩醛羟基,有α、β两种构型,具有还原性:①当C-1、C-5取代基在环的异侧时,糖的相对构型为α型;当C-1、C-5取代基在环的同侧时,相对构型为β型;②当C-5取代基在环上面时,糖的绝对构型为D型;当C-5取代基在环下面时,绝对构型为L型。

一般来讲,绝对构型为D型的通常形成β-糖;绝对构型为L型的通常形成α-糖。

（二）苷糖的理化性质

1. 性状　苷糖多为无色或白色结晶,有甜味。单糖和具有游离半缩醛羟基的低聚糖有旋光性。

2. 溶解性　苷糖因其为多羟基小分子化合物,故极性大,易溶于水;难溶于亲水性有机溶剂,如乙醇、丙酮等;不溶于亲脂性有机溶剂,如乙醚、三氯甲烷等。

3. 化学性质　苷糖大多数具有还原性,其中的低聚糖在酸或酶的催化作用下易发生水解,水解产物为相应的单糖或单糖衍生物。

4. 检识

（1）化学检识

1）费林试剂反应:还原性糖与新鲜配制的碱性酒石酸铜试剂,在沸水浴中加热发生反应,生成不溶性的氧化亚铜砖红色沉淀。

$$R-CHO + 2Cu(OH)_2 + NaOH \xrightarrow{\triangle} R-COONa + Cu_2O\downarrow + 3H_2O$$

2）多伦试剂反应：还原性糖与氨性硝酸银试剂在试管中发生反应，加热一段时间后会在试管壁上显示光亮的银镜，所以又称银镜反应。多伦试剂也是色谱检识的常用显色剂，加热后斑点呈褐色。

$$R—CHO + AgNO_3 + NH_3 \cdot H_2O \xrightarrow[OH^-]{\triangle} R—COONH_4 + Ag\downarrow$$

3）莫立许试剂反应：又称糠醛形成反应。苷糖和苷都可在浓 H_2SO_4 作用下与 α-萘酚试剂发生反应。操作方法是向供试液中加入 α-萘酚乙醇溶液，充分摇匀后沿管壁滴加适量浓 H_2SO_4（此时不可振摇），在两液层交界面处慢慢出现紫红色环。该反应还可用于苷和苷元的鉴别，苷元为阴性反应。

（2）色谱检识：糖的色谱检识多采用分配纸色谱法。

1）展开剂：常采用混合溶剂系统，如正丁醇-乙酸-水（4∶1∶5，上层）混合溶剂。

2）显色剂：常采用氨性硝酸银试剂等。

二、苷类

苷类通常是指糖或糖的衍生物的半缩醛羟基与非糖物质脱水缩合而形成的一类化合物。苷中的糖称为苷糖，非糖物质称为苷元，连接两者的化学键称为苷键，形成苷键的原子称为苷键原子。

糖　　非糖物质

🅠 **课堂互动** ————————————————————————————————

同学们，以下是糖与非糖物质脱水结合成苷的反应式，请将其名称填入箭头所指的括号内。

非糖物质　　　β-D-葡萄糖　　　　　　　　　　苷

在自然界中苷类的分布广泛，因为几乎所有的天然产物都能与糖结合成苷，所以苷类种类繁多，结构各异，生物活性也就不尽相同。

（一）苷的结构分类

根据组成苷的苷键原子的不同将苷分为氧苷、硫苷、氮苷、碳苷四大类型，见表3-2。

表3-2　苷类的结构类型及代表化合物

结构类型（特点）		代表化合物	来源及功效
氧苷（O-苷）：天然药物中最常见的一类苷，根据组成苷的苷元提供的官能团不同，分为醇苷、酚苷、氰苷、酯苷、吲哚苷	醇苷：苷元的醇羟基与糖结合	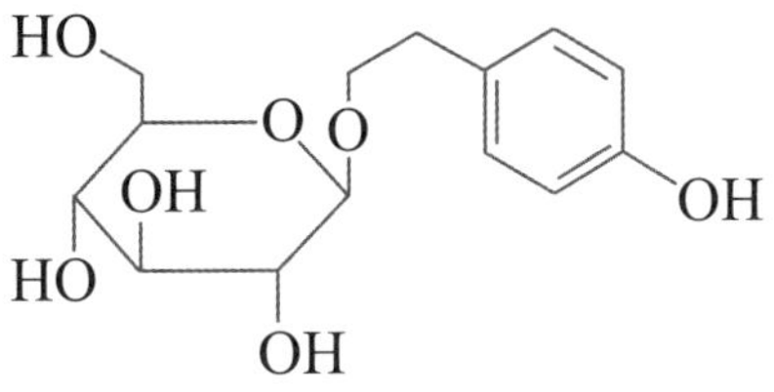 红景天苷	存在于景天科植物大花红景天的干燥根和根茎中，具有改善心脏功能，治疗冠心病的作用
	酚苷：苷元的酚羟基与糖结合	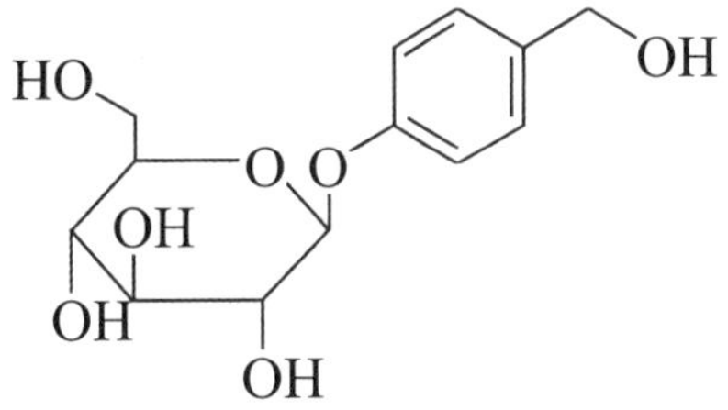 天麻苷	存在于兰科植物天麻的干燥块茎中，具有息风止痉、平抑肝阳、祛风通络的功效
	氰苷：苷元的α-羟腈基与糖结合	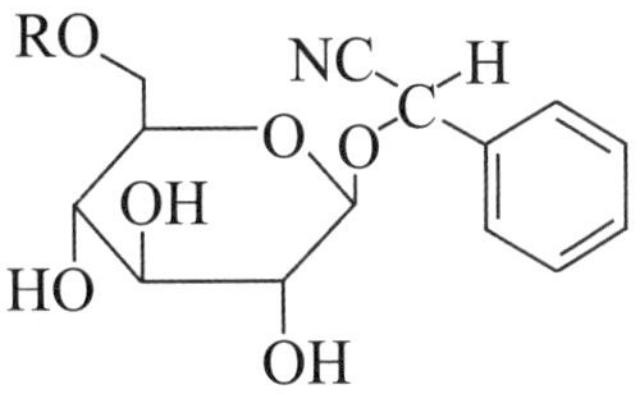 野樱苷R=H 苦杏仁苷R=β-D-葡萄糖	存在于蔷薇科植物山杏、西伯利亚杏、东北杏或杏的干燥成熟种子中，具有降气止咳平喘、润肠通便的功效。野樱苷是苦杏仁苷经共存酶水解而成的次生苷
	酯苷：苷元的羧基与糖结合	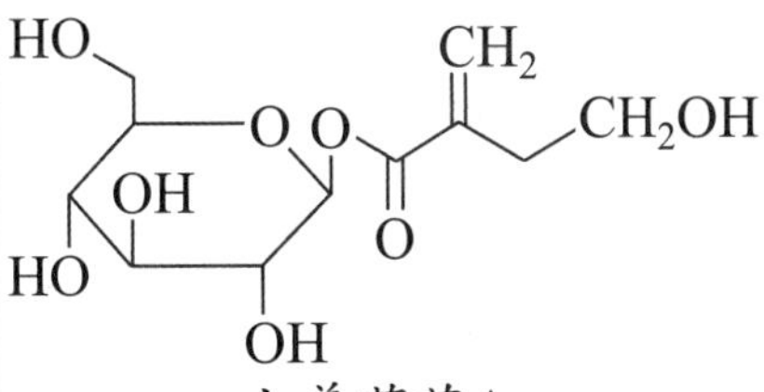 山慈菇苷A	存在于兰科植物杜鹃兰、独蒜兰或云南独蒜兰的干燥假鳞茎中，具有清热解毒、化痰散结的功效

结构类型（特点）	代表化合物	来源及功效
氧苷（O-苷）：天然药物中最常见的一类苷，根据组成苷的苷元提供的官能团不同，分为醇苷、酚苷、氰苷、酯苷、吲哚苷	吲哚苷：苷元的吲哚醇羟基与糖结合 靛苷	存在于十字花科植物菘蓝的干燥根中，具有清热解毒、凉血利咽的功效。可用于治疗流行性乙型脑炎，小儿病毒性上呼吸道感染
硫苷（S-苷）：苷元的巯基与糖结合	黑芥子苷	存在于十字花科植物白芥或芥的干燥成熟种子中，含量高达90%左右，具有温肺豁痰利气、散结通络止痛的功效
氮苷（N-苷）：苷元的胺基与糖结合	巴豆苷	存在于大戟科植物巴豆的干燥成熟果实中，有大毒，外用蚀疮，用于恶疮疥癣、疣痣
碳苷（C-苷）：苷元与糖以C-C结合。溶解度小且难水解，是性质最为稳定的一类苷。较少见，常与氧苷伴存	芦荟苷	存在于百合科植物库拉索芦荟、好望角芦荟或其他同属近缘植物叶的汁液浓缩干燥物中，具有泻下通便、清肝泻火、杀虫疗疳的功效

苷的其他分类方式

苷除了根据组成苷的苷键原子的不同进行分类外，还有以下几种分类方式：

1. 根据苷在植物体内的存在状态不同，分为原生苷（天然的原生结构）和次生苷（原生苷经酶水解脱掉一部分糖而形成的苷，又称次级苷）。

2. 根据苷中所含单糖的个数不同，可分为单糖苷、双糖苷、三糖苷等。

3. 根据与苷元连接的糖链数目不同，可分为单糖链苷、双糖链苷等。

4. 根据苷的特殊性质或生物活性不同，可分为皂苷、强心苷等。

5. 根据组成苷的苷元结构的不同，可分为蒽醌苷、黄酮苷、香豆素苷、强心苷和皂苷五大类。

我们将在本章第二节至第六节中，按照该顺序对它们的结构分类、理化性质、提取分离等内容做详细介绍。

（二）苷的理化性质

苷类化合物是由苷糖与苷元结合形成，糖基部分具有糖类的共性，苷元部分则表现出其各异的特殊性质。本节主要介绍苷类成分所具有的一般共性，而各种苷类成分的不同特性将在其余小节介绍。

1. 性状　分子量较大的苷，不具结晶性，多数是无色、无味的无定形粉末，分子量小的苷通常可获得良好的结晶。苷的颜色与其苷元的结构有关，如结构中有共轭体系，有助色基团（通常为含氧基团），则具有颜色，通常呈深浅不同的黄色或橙色。

2. 溶解性　苷元具有亲脂性，可溶于亲水性有机溶剂乙醇、甲醇、丙酮，易溶于亲脂性有机溶剂乙醚、三氯甲烷、乙酸乙酯等，不溶或难溶于水。

苷由于在苷元上结合了糖的部分而具有亲水性，可溶于水和亲水性有机溶剂乙醇、甲醇、丙酮，不溶或难溶于亲脂性有机溶剂乙醚、三氯甲烷、乙酸乙酯等。苷的水溶性大小与结合的苷糖数目、类型有关，同时还受苷元结构中取代官能团的极性大小影响。一般来讲，结合糖的数目越多，苷元结构中取代官能团的极性越大，水溶性越强。碳苷为性质极其稳定的苷，几乎在所有溶剂中溶解度都小。

通常将苷糖视为苷中的亲水性部分，苷元视为苷中的亲脂性部分。

3. 水解性　苷键可以在酸或酶的催化下发生水解断裂，除酚苷、酯苷外一般不在碱性条件下发生水解反应，不同的水解条件所得水解产物不同。

（1）酸催化水解：多在一定浓度的稀酸水溶液或稀酸醇溶液中加热进行。常用的酸为稀硫酸、稀盐酸、8%～10%甲酸、40%～50%乙酸等。其水解特点是剧烈而彻底，水解产物为苷元和单糖。根据苷键原子的不同，水解难易顺序为 C-苷>S-苷>O-苷>N-苷，N-苷最易发生水解。

若遇难以水解的苷键，则需要增加酸液的浓度或延长水解时间，但是这样剧烈的反应条件有可能会造成苷元发生结构的改变，难以获得原生苷元，此时可采用两相酸水解的方法，即先向待水解液中加入与之不相混溶的有机溶剂，再加酸催化水解，使水解出的苷元立即转溶于有机溶剂中，避免与酸接触时间长而引起苷元的结构改变。

（2）酶催化水解：酶水解的特点一是水解条件温和，温度通常不超过50℃，二是对水解部位具有较高的专属性，即一种酶通常仅能水解一种特定构型的苷键而对其他部位无作用。水解产物为次生苷和单糖，或者苷元和低聚糖等。

酶通常与苷共存在植物中，故称共存酶，30～40℃活性最高。常用的酶有苦杏仁酶（仅水解β-葡萄糖苷键）、转化糖酶（仅水解β-果糖苷键）、麦芽糖酶（仅水解α-D-葡萄糖苷键）、纤维素酶（仅水解β-D-葡萄糖苷键）、蜗牛酶（仅水解β苷键）。

苦杏仁苷的酸催化水解、酶催化水解的反应过程如下：

4. 检识　苷的化学检识、色谱检识方法详见本章第二节至第六节的检识内容。

❓ 课堂互动 ────────────────────────────

根据苷类成分的检识反应特点，判断以下不同试剂对苷类各部位成分的检识结果，将结果填入表中括号内。阳性用"+"表示，阴性用"-"表示。

	苷	还原性糖	苷元
费林试剂	( )	( )	( )
多伦试剂	( )	( )	( )
莫立许试剂	( )	( )	( )

（三）苷的提取分离

1. 原生苷的提取分离　原生苷亲水性较强，多数用水、乙醇作为提取溶剂。用水提取时，水提取液中易溶出树胶、黏液质、蛋白质等水溶性杂质，所以获得的水提取液常常采用加乙醇使含醇量达到80%以除去水溶性杂质，即制药工业上常提到的水提醇沉法；用乙醇提取时，乙醇提取液中易溶出油脂、叶绿素等脂溶性杂质，所以获得的乙醇提取液回收浓缩后，常常用水稀释过滤以除去脂溶性杂质，即制药工业上常提到的醇提水沉法。对果实、种子类药材进行原生苷的提取时，可先将粉碎后的药材用石油醚、乙醚脱脂后再进行提取。

需要注意的是，原生苷的共存酶在提取过程中会使原生苷酶解成次生苷，所以提取前必须首先考虑破坏共存酶的活性。常用的方法有：直接用沸水作溶剂进行提取；用甲醇或60%以上的乙醇作溶剂进行提取。同时，应始终保持提取液为中性，以免再发生酸水解反应。

2. 次生苷的提取分离　次生苷的亲水性比原生苷低，因此选用的提取溶剂的极性也要适当降低，常选用合适浓度的乙醇或乙酸乙酯作提取溶剂。

需要注意的是，次生苷在提取前必须首先调动共存酶的活性，常用的方法是将粉碎后的药材堆放，喷洒适量的温水后覆盖，并保持30~40℃发酵24h左右，使原生苷充分酶解成次生苷，来提高次生苷的提取率。

节末小结

1. 糖类是多羟基醛或多羟基酮类化合物及其缩聚物的一系列化合物。

2. 糖类化合物根据能否水解以及分子中的单糖数目，可分为单糖、低聚糖、多糖三大类（与非糖物质结合成苷的糖，通常是单糖和低聚糖）。

3. 检识还原性糖可用费林试剂反应或多伦试剂反应，而莫立许试剂反应除了检识糖和苷类外，还可用于区别苷和苷元。

4. 苷是糖或糖的衍生物的半缩醛羟基与非糖物质脱水缩合而成的一类化合物，由苷糖、苷键、苷元三部分组成。苷糖、苷键赋予苷水溶性、水解性等共性，苷元赋予每类苷独特的性质。如颜色、荧光、酸碱性、表面活性和不同的生物活性等。

5. 根据组成苷的苷键原子的不同，将苷分为氧苷、硫苷、氮苷、碳苷四大类。其中氧苷最常见。根据组成苷的苷元结构的不同，可分为蒽醌苷、黄酮苷、香豆素苷、强心苷和皂苷。

6. 苷的溶解性　苷具有亲水性，其水溶性大小与苷糖的数目、种类有关，也受苷元结构的影响；苷元具有亲脂性。

7. 苷中的苷键可以被酸或酶催化而水解。酸水解的特点是剧烈而彻底，水解产物通常为苷元和单糖；酶水解的特点是温和、专属性高，水解产物通常为次生苷和单糖，或者苷元和低聚糖。

思考与练习

一、 选择题

A 型题（1~6 题）

1. 关于单糖性质的说法不正确的是（　　）
   A. 有甜味　　　　　　　B. 有还原性　　　　　　C. 易溶于水
   D. 多为结晶　　　　　　E. 易溶于乙醇

2. 天然药物中最常见的苷是（　　）
   A. 碳苷　　　　　　　　B. 氮苷　　　　　　　　C. 双糖苷
   D. 硫苷　　　　　　　　E. 氧苷

3. 最难水解的苷是（　　）
   A. 硫苷　　　　　　　　B. 氮苷　　　　　　　　C. 氰苷
   D. 碳苷　　　　　　　　E. 氧苷

4. 提取原生苷时可选用以下何种溶剂（　　）
   A. 水　　　　　　　　　B. 乙醚　　　　　　　　C. 石油醚
   D. 乙酸乙酯　　　　　　E. 三氯甲烷

5. 为避免酸水解时苷元结构发生变化，常采用的措施是（　　）

A. 降低酸度 　　　　　　　　B. 利用两相酸水解 　　　C. 缩短水解时间

D. 降低水解温度 　　　　　　E. 在乙醇中进行

6. 莫立许反应的试剂组成是（　　）

A. α–萘酚与浓硫酸 　　　　B. 邻苯二甲酸与苯胺 　　C. 蒽酮与浓硫酸

D. 苯酚与浓硫酸 　　　　　　E. 醋酐与浓硫酸

B 型题（7~9 题）

A. D–果糖 　　　　　　　　　B. D–葡萄糖 　　　　　　C. 棉子糖

D. L–鼠李糖 　　　　　　　　E. D–加拿大麻糖

7. 为植物中最常见的六碳醛糖的是（　　）

8. 为六碳酮糖的是（　　）

9. 为 α–去氧糖，常见于强心苷的是（　　）

C 型题（10~13 题）

槐花为豆科植物槐的干燥花及花蕾。前者习称"槐花"，后者习称"槐米"主要含有芦丁（芸香苷），这也是《中国药典》（2020 年版）一部中槐花的质量控制成分。

10. 苷的分类中，芸香苷属于（　　）

A. 氮苷 　　　　　　　　　　B. 氧苷 　　　　　　　　　C. 碳苷

D. 酚苷 　　　　　　　　　　E. 硫苷

11. 下列关于芸香苷的分类，错误的是（　　）

A. 双糖苷 　　　　　　　　　B. 原生苷 　　　　　　　　C. 醇苷

D. 氧苷 　　　　　　　　　　E. 单糖苷

12. 用于鉴别芸香苷存在的反应是（　　）

A. 维他立反应 　　　　　　　B. 莫立许反应

C. 三氯化铁–冰醋酸反应 　　D. 三氯甲烷–浓硫酸反应

E. 三氯乙酸反应

13. 芸香苷完全水解的最终产物包括（　　）

A. 葡萄糖、鼠李糖、槲皮素 　B. 葡萄糖、槲皮素

C. 鼠李糖、槲皮素 　　　　　D. 双氢槲皮素、葡萄糖

E. 芸香糖、槲皮素

14. 关于苷类化合物的说法正确的是（　　）

    A. 广泛存在于自然界中　　　B. 大多数苷是无定形粉末

    C. 无旋光性　　　　　　　　D. 由苷糖、苷键、苷元三部分组成

    E. 具有亲水性

15. 仅能用于检识还原性糖的试剂是（　　）

    A. α-萘酚试剂　　　　B. 费林试剂　　　　C. 多伦试剂

    D. 盐酸-镁粉试剂　　　　E. 四氢硼钠试剂

16. 下列天然药物，以苷类化合物作为质量控制成分的包括

    A. 天麻　　　　　　　　B. 毛茛　　　　　　　C. 黑芥子

    D. 附子　　　　　　　　E. 巴豆

二、简答题（17~20题）

17. 糖的定义是什么？糖的类型有哪些？

18. 糖的检识反应有哪些？

19. 苷的定义是什么？苷根据组成苷的苷键原子不同，分为哪几类？苷根据组成苷的苷元结构的不同，又可分为哪几类？

20. 简述苷的理化性质。

（张晓君）

第二节　蒽醌

预习提示

- 有机化学中醌的概念、共轭体系、助色团等。
- 糖和苷类概述中苷的结构分类、苷的理化性质。
- 蒽醌类化合物的结构特点；理化性质中的溶解性、酸性和检识。

学习目标

- 掌握蒽醌类化合物的结构分类，理化性质。
- 熟悉蒽醌类化合物的存在分布、主要生物活性及提取分离方法。
- 了解醌类化合物的类型。
- 学会通过蒽醌类化合物的结构特点，判断其理化性质，从而具有对天然药物中的蒽醌类成分进行提取分离和检识的能力。
- 天然药物是大自然对人类的恩赐，应加强其生态环境的保护并科学合理地开发利用。

情境导入

情境描述：

王逸平，原中国科学院上海药物研究所研究员，2018年4月11日，在工作岗位上溘然长逝，为我国的新药研发鞠躬尽瘁。中共中央宣传部追授他"时代楷模"光荣称号。

王逸平同志在长达25年时间里，以抱病之躯，先后承担起多项国家重大科技研究任务。他研制的"丹参多酚酸盐粉针剂"，在全国5 000多家医院临床应用，造福了2 000多万冠心病、心绞痛等疾病的患者；他与团队构建的心血管药物研发体系，引领药物研发企业完成了50多项新药的临床前药效学评价，为企业科技创新提供了技术支撑。他说："药学研究的每一份付出，都能为百姓生命健康带来一丝希望！""始终把解除人民群众病痛作为人生追求"应该成为医药工作者的终极目标。

学前导语：

丹参是临床常用的大宗药材之一，迄今已有两千多年用药历史。现代研究证明，丹参可以改善微循环、扩张血管、降低血压、防治动脉粥样硬化、抗炎、抗肿瘤、降血脂等多种作用，其主要化学成分是脂溶性的丹参酮类和水溶性的丹酚酸类化合物。《中国药典》（2020年版）一部把丹参酮 II_A、隐丹参酮和丹参酮 I、丹酚酸 B 作为丹参的质量评价标准，其中隐丹参酮、丹参酮 II_A 的结构属于醌中的对菲醌和邻菲醌类。

目前，我国科学家对《中国药典》（2020年版）一部收载的复方丹参滴丸的研制工作已完成美国食品药品监督管理局（FDA）三期临床试验，有望成为我国第一例获得FDA通过，并走向世界的中成药。

通常把分子中具有或容易转化为具有不饱和环己二酮结构的一系列化合物，称为醌类化合物。醌类化合物有苯醌、萘醌、菲醌和蒽醌四种类型，常用的天然药物如大黄、何首乌、决明子、虎杖、茜草、芦荟、番泻叶、丹参和紫草中都含有醌类化合物，其中以蒽醌类成分及其衍生物最为常见，在临床上通常具有明显的生物活性，本节将做重点介绍。

大约有30余科的高等植物中含有蒽醌类成分，常见于蓼科、豆科、茜草科、鼠李科、百合科等植物中，在低等植物中少见。蒽醌类化合物在植物体内多数与糖结合成苷的形式存在，少数以苷元的形式存在。

蒽醌类化合物最初是作为一类重要的天然色素应用到印染行业，后来逐渐被发现具有泻下、抑菌、止血、利尿、抗癌等生物活性，特别是在泻下和抑菌方面功效尤为突出。有研究报道，蒽醌苷的致泻作用大于蒽醌苷元，而蒽醌苷元的抑菌作用要大于蒽醌苷。

在自然界能够稳定存在的醌类结构形式如下：

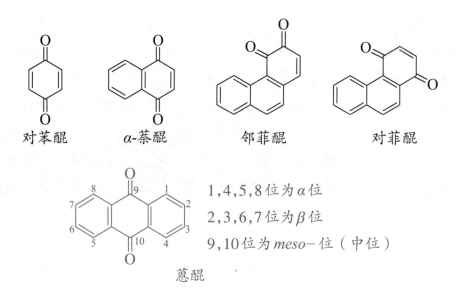

对苯醌　　　α-萘醌　　　邻菲醌　　　对菲醌

1, 4, 5, 8位为α位

2, 3, 6, 7位为β位

9, 10位为meso-位（中位）

蒽醌

结肠黑变病

据国外文献报道，因便秘或其他身体原因，需要长期服用含蒽醌类成分药物的患者，容易导致一种消化道黑变病，即结肠黑变病。通常临床表现为腹胀或有时伴有隐痛、大便干结、食欲不振等，发病机制不详，老年群体的发病率会更高一些。

一、结构分类

蒽醌类化合物根据其氧化、还原及聚合程度的不同，分为三大类，见表3-3。

表3-3　蒽醌类的结构类型及代表化合物

结构类型（特点）		代表化合物	来源及功效
羟基蒽醌类	大黄素型：取代基分布在两侧苯环上	 大黄酸	存在于蓼科掌叶大黄、唐古特大黄、药用大黄的干燥根及根茎中，具有抗菌、泻下功效
	茜草素型：取代基分布在单侧苯环上	 茜草素	存在于茜草科茜草的干燥根和根茎中，具有凉血止血、祛瘀通经等功效
蒽酮或蒽酚类：两者互为同分异构体		 柯桠素	存在于鼠李科长叶冻绿的根和根皮中，具有清热解毒、杀虫利湿功效。外用治疗疥癣等症，为治疗皮肤病的良药
二蒽酮（或二蒽醌）类：为两分子蒽酮（或蒽醌）C-C结合的聚合体		 番泻苷A	存在于豆科番泻叶的小叶中，有良好的泻下作用。单用泡服代茶饮，缓解老年性便秘

结构类型（特点）	代表化合物	来源及功效
二蒽酮（或二蒽醌）类：为两分子蒽酮（或蒽醌）C-C结合的聚合体	 黄色霉素	存在于豆科、禾本科的果实、种子中，如变质的大米和长霉的花生。毒性极大，微量即可引起肝硬化，生活中应禁食变质食物

备注：苷元上常见的取代基为羟基（—OH），其次为羧基（—COOH）、羟甲基（—CH₂OH）、甲氧基（—OCH₃）、甲基（—CH₃）等；苷元上结合的糖常为单糖和低聚糖。

🔗 知识链接

一、大黄为什么久放后才供药用

蒽酮（蒽酚）类成分多存在新鲜药材中，该类成分内服时对消化道黏膜有强烈的刺激性，可引起呕吐等不良反应。但蒽酮（蒽酚）类成分不稳定，受光线、空气和温度的影响会逐渐氧化成蒽醌类成分，所以新鲜大黄采收后通常要贮存两年以上不再检出蒽酮（蒽酚）成分才供药用。

蒽醌　　　　　　　　　蒽酚　　　　　　　　　蒽酮

二、荧光法鉴别真伪大黄

藏边大黄、河套大黄、华北大黄是大黄的常见伪品，习称山大黄（或土大黄），主要含有的成分是土大黄苷。山大黄的新鲜断面置紫外光灯（365nm）下检视显蓝紫色荧光，而大黄不显蓝紫色荧光。

⊘ 课堂互动 ————————————————————————
写出蒽醌类化合物的基本母核并简述其结构特点。
……………………………………………………………………

二、理化性质

（一）性状

蒽醌苷元因结构中存在交叉共轭体系而具有黄、橙、红等颜色。颜色的深浅还与结构中助色团（—OH、—OCH$_3$等）的数目和取代位置有关。一般来讲，助色团数目越多颜色越深；助色团分布在单侧苯环上显示的颜色要深于分布在两侧苯环上的，如茜草素型颜色（橙或橙红色）要深于大黄素型（黄色）。多为结晶，具有荧光。

蒽醌苷通常为无定形的粉末。

（二）升华性

蒽醌苷元因多数具有升华性，可用升华法对其进行提取或检识。如《中国药典》（2020年版）一部对大黄的鉴别方法之一是取大黄粉末少量，做升华实验，可见菱形针晶或羽毛状结晶，在结晶边缘滴加碱性试剂会出现玫瑰红色。

蒽醌苷类无升华性。

（三）溶解性

基本符合一般苷和苷元的溶解通性。

蒽醌苷元和苷都可以溶解在乙醇或碱水溶液中，因此，可以用乙醇提取法或碱溶酸沉法对其进行提取分离。

（四）酸性

蒽醌类化合物结构中多具有酚羟基、羧基而显酸性。其酸性大小与分子结构中酸性基团的种类、数目和位置有关。一般规律是：

1. 有羧基取代的酸性大于酚羟基取代的酸性　具有羧基的蒽醌类化合物酸性最强，能溶于5% NaHCO$_3$水溶液中。

羧基蒽醌　　　　　　　　　　羟基蒽醌

2. 都是酚羟基取代的情况下，β-OH的酸性大于α-OH的酸性　因为β-羟基处于羰基的对位，p-π共轭的结果，使β-羟基氧原子上的电子云密度移向电负性较大的羰基氧原子，从而使质子易于解离，酸性增强。而α-羟基处于羰基的邻位，两者间具有形成分子内氢键的条件，使α-羟基上的质子多了一种约束力而难以解离，酸性降低。

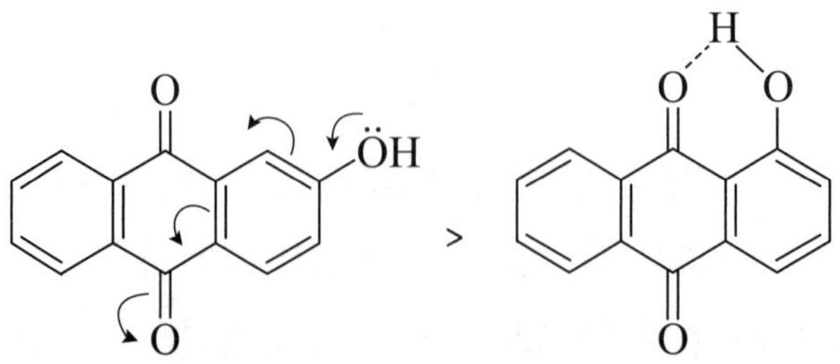

β-羟基蒽醌类　　　＞　　　α-羟基蒽醌类

3. 都是β-OH或α-OH的情况下，羟基的数目越多，酸性越大

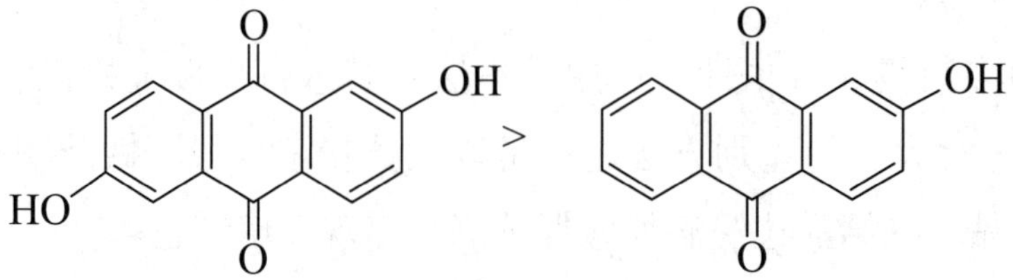

2,6-二羟基蒽醌类　　　＞　　　2-羟基蒽醌类

有些结构的酸性，应具体情况具体分析。如：

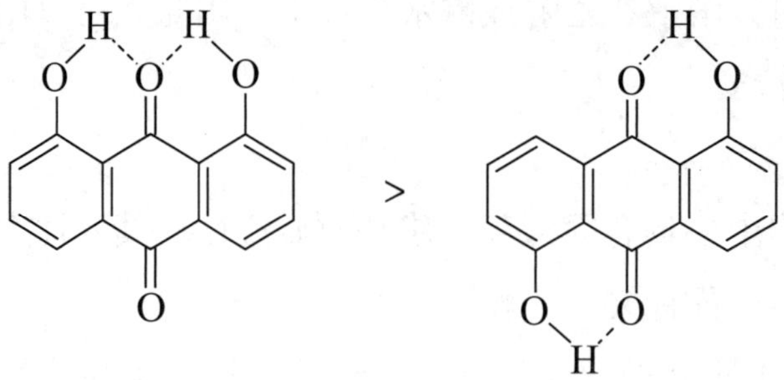

1,8-二羟基蒽醌类　　　＞　　　1,5-二羟基蒽醌类

　　根据不同酸性的蒽醌苷元，可以溶解在不同碱性的碱液中的性质，可以采用pH梯度萃取法将其分离。见表3-4。

表 3-4　蒽醌苷元的 pH 梯度萃取分离法

蒽醌苷元	酸性	可溶于	碱性
含—COOH	大	5% NaHCO₃	小
含两个以上 β-OH		热 5% NaHCO₃	
含一个 β-OH		5% Na₂CO₃	
含两个以上 α-OH	↓	1% NaOH	↓
含一个 α-OH	小	5% NaOH	大

课堂互动

比较下列三个化合物的酸性大小。

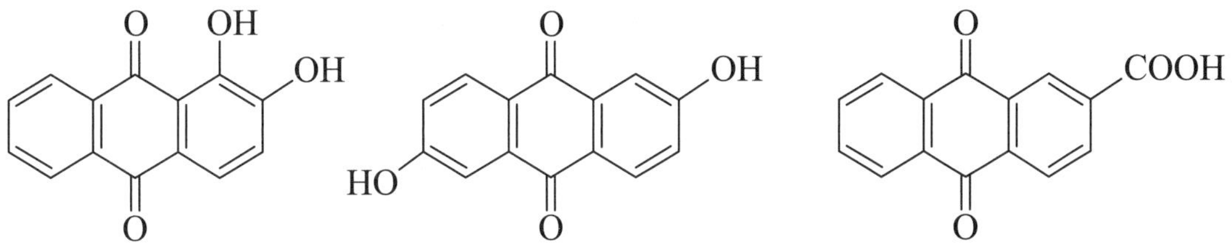

（五）检识

1. 化学检识

（1）碱液反应（Borntrager's 反应）：是检识蒽醌类化合物最常用的显色反应。羟基蒽醌苷元及其苷类化合物遇碱液显红-紫红色。而羟基蒽酮（或蒽酚）、二蒽酮类化合物遇碱液显黄色，在一定条件下被氧化成蒽醌类化合物后又可显示红色。

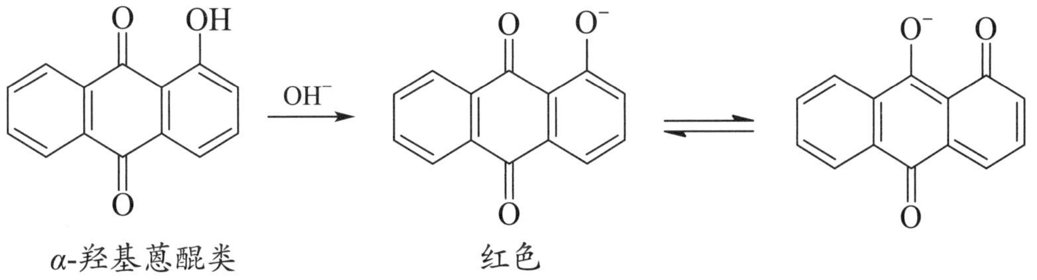

α-羟基蒽醌类　　　　　红色

（2）醋酸镁反应：凡是结构中有 α-酚羟基或邻二酚羟基存在的蒽醌类化合物，遇 0.5% 的醋酸镁甲醇溶液，显示橙黄-橙红、紫-紫红、蓝-蓝紫色等，原理是生成了镁盐络合物。该反应不仅可以用来检识，还可以根据显色结果的不同初步判断羟基的位置。常用作薄层色谱的显色剂（喷后于 90℃加热 5min）。

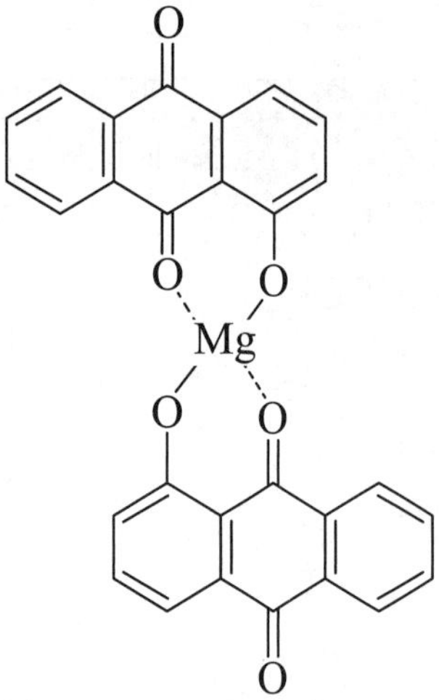

橙黄-橙色 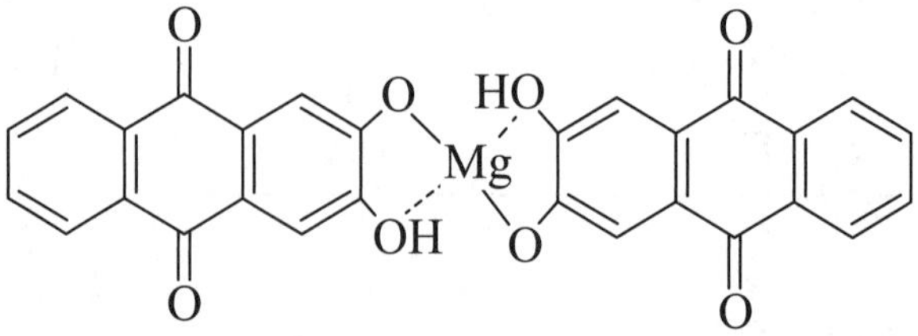　　　　　　　　　　　　　蓝-蓝紫色

（3）对亚硝基-二甲苯胺反应：蒽酮类化合物的专属性反应。原理是羰基对位的活性亚甲基与0.1%对亚硝基-二甲苯胺吡啶溶液发生缩合反应而显示紫、绿、蓝等颜色。

2. 色谱检识　蒽醌苷元、苷的色谱检识多采用吸附薄层色谱。

（1）吸附剂：常用硅胶，一般不选择氧化铝，特别是碱性氧化铝，因碱性氧化铝和蒽醌类成分之间易发生化学吸附而难以解吸附。

（2）展开剂：常采用混合溶剂系统。检识苷元成分，用石油醚（30~60℃）-甲酸乙酯-甲酸（15∶5∶1，上层）；检识苷类成分，用三氯甲烷-甲醇（3∶1）。

（3）显色剂：蒽醌类化合物自带颜色且有荧光，展开后可直接在可见光或紫外灯下观察，也可以用氨熏显色。

❓ **课堂互动**

1. 蒽醌类化合物的哪些性质可用来提取分离？
2. 预试天然药物中是否含有蒽醌类成分，首选哪种反应？

三、提取分离

（一）蒽醌苷元的提取分离

由于蒽醌类化合物在植物体中大多是以苷、络盐形式存在，极少数是以苷元方式存在，所以药材要先用酸水湿润后，再用亲脂性有机溶剂如三氯甲烷、乙醚等进行回流提取，以提高蒽醌苷元的提取率。提取获得的提取液，选择pH梯度萃取法进行分离。流程如下：

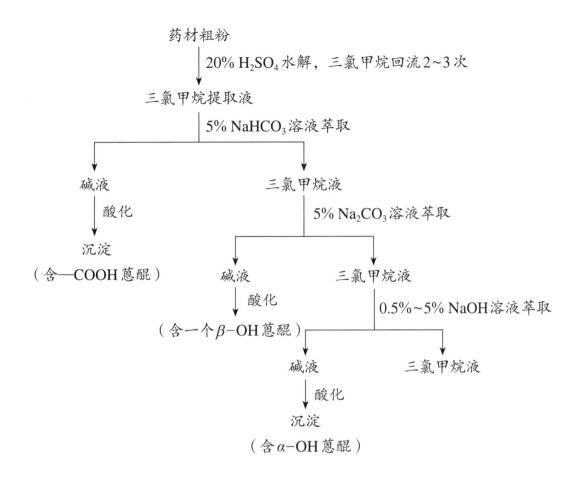

还可以用碱溶酸沉法或升华法进行提取分离。

（二）总蒽醌类化合物的提取分离

根据蒽醌类化合物的苷和苷元均可溶于乙醇的性质，采用60%以上的乙醇作为溶剂进行回流提取；又根据苷和苷元在亲脂性有机溶剂中的溶解度不同，采用三氯甲烷或乙醚等进行两相溶剂萃取法分离，苷元被亲脂性有机溶剂萃取出来，而苷仍留在母液中。流程如下：

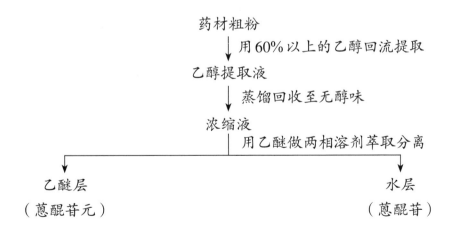

对于结构相似、性质相近的蒽醌类化合物，可选择硅胶柱色谱法进行分离。

（三）实例——虎杖中大黄素成分的提取分离

虎杖又称花斑竹，为蓼科植物虎杖的干燥根及根茎，主要功效为利湿退黄，散瘀止痛、清热解毒、止咳化痰，用于风湿痹痛、湿热黄疸、血瘀经闭、肺热咳嗽等，外用治疗水火烫伤、跌打损伤。

虎杖中的主要有效成分为蒽醌类化合物，以大黄素含量最多，其次为大黄素甲醚、大黄酚以及它们的苷类，另外，还含有虎杖苷和白藜芦醇等成分。《中国药典》（2020年版）一部规定，虎杖的质量控制成分是大黄素、虎杖苷，两者结构如下：

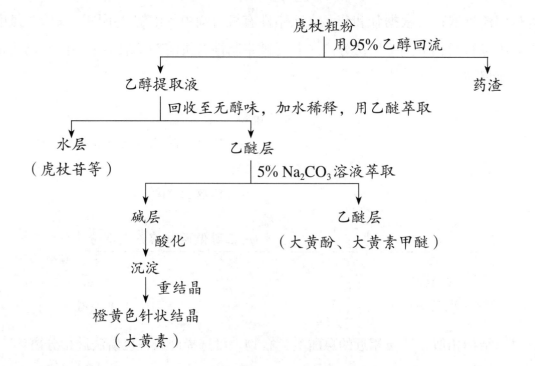

大黄素　　　　　　　　　　　　虎杖苷

大黄素为苷元，难溶于水，可溶于醇及亲脂性有机溶剂如乙醚、三氯甲烷等；虎杖苷为葡萄糖单糖苷，可溶于水、醇，而不溶于亲脂性有机溶剂。

◎ 案例分析

虎杖中大黄素的提取分离

```
                            虎杖粗粉
                               │ 用95%乙醇回流
          ┌────────────────────┴────────────────────┐
          ▼                                          ▼
      乙醇提取液                                     药渣
          │ 回收至无醇味，加水稀释，用乙醚萃取
     ┌────┴──────────────┐
     ▼                   ▼
    水层               乙醚层
  （虎杖苷等）            │ 5% Na₂CO₃溶液萃取
              ┌──────────┴──────────┐
              ▼                     ▼
             碱层                  乙醚层
              │ 酸化            （大黄酚、大黄素甲醚）
              ▼
             沉淀
              │ 重结晶
              ▼
         橙黄色针状结晶
          （大黄素）
```

分析：①虎杖中的大黄素、虎杖苷都可溶解于乙醇，用乙醇进行回流提取；②选择乙醚作萃取剂，将蒽醌苷元从水稀释液中萃取出来，虎杖苷仍存在于水层；③选择 5% Na_2CO_3 水溶液做萃取剂，将含有一个 β-酚羟基的大黄素从乙醚层中萃取出来，从而与不含 β-酚羟基的其他化合物分离。

●⋯⋯ 节末小结

1. 蒽醌类化合物的基本母核是对苯醌的两侧分别并合上一个苯环，为线形结构。与中位（9,10位）酮基相邻的位置称为 α-位（1,4,5,8位），与中位酮基相间的位置称为 β-位（2,3,6,7位）；苯环上常见的取代基是羟基，其次是羧基、羟甲基、甲氧基、甲基等；根据氧化还原及聚合程度不同，分为蒽醌、蒽酮（蒽酚）和二蒽酮（醌）三大类。

2. 蒽醌苷元为有色晶体，多有升华性，苷为无定形粉末。苷元能溶解在亲脂性有机溶剂，可以用酸湿润药材后用乙酸乙酯、三氯甲烷、乙醚等溶剂进行回流提取；苷能溶于水，可以用水浸渍法、煎煮法等进行提取；如果要将苷元和苷一并提取出来，常用乙醇回流提取法或碱溶酸沉法。

3. 蒽醌类结构中因含有酚羟基（或羧基）而显示酸性，酸性大小与取代基的种类、数目、位置有关。

—COOH>	两个以上 β-OH >	一个 β-OH >	两个以上 α-OH >	一个 α-OH
5% $NaHCO_3$	热的5% $NaHCO_3$	5% Na_2CO_3	1% NaOH	5% NaOH

   根据蒽醌苷元的酸性不同，采用不同碱性的碱液对其进行分离的方法称 pH梯度萃取法。

4. 检识药材中是否含有蒽醌类成分最常用的反应是碱液反应；区分蒽醌和蒽酮类成分的首选试剂是对亚硝基-二甲苯胺；色谱法鉴别蒽醌类成分最常用的显色剂是醋酸镁甲醇溶液。

5. 《中国药典》（2020年版）一部规定：丹参的质量控制成分是丹参酮 II_A、隐丹参酮和丹参酮 I 以及丹酚酸B；大黄的质量控制成分是芦荟大黄素、大黄酸、大黄素、大黄酚和大黄素甲醚；虎杖的质量控制成分是大黄素、虎杖苷。

思考与练习

一、选择题

A型题（1~8题）

1. 某药材的水煎液有显著泻下作用，应含有（　　　）
   A. 蒽醌苷　　　　　　　B. 香豆素　　　　　　　C. 黄酮苷
   D. 强心苷　　　　　　　E. 皂苷

2. 丹参药材中治疗冠心病的醌类成分是（　　　）
   A. 苯醌　　　　　　　　B. 萘醌类　　　　　　　C. 菲醌类
   D. 蒽醌类　　　　　　　E. 二蒽醌类

3. 新鲜药材中含有，贮存两年以上几乎检测不到的成分是（　　　）
   A. 苯醌　　　　　　　　B. 萘醌　　　　　　　　C. 蒽醌
   D. 蒽酮　　　　　　　　E. 二蒽酮

4. 发生碱液反应，显示红色的化合物是（　　　）
   A. 生物碱　　　　　　　B. 黄酮醇　　　　　　　C. 羟基蒽酮
   D. 羟基蒽酚　　　　　　E. 羟基蒽醌

5. 蒽酮类化合物的专属性试剂是（　　　）
   A. 对亚硝基二甲苯胺　　B. 0.5%醋酸镁甲醇液
   C. 联苯二胺　　　　　　D. 对亚硝基苯甲酸
   E. 对二甲氨基苯甲醛

6. 从大黄药材中提取蒽醌苷元，采用哪种方法最佳（　　　）
   A. 乙醇加热回流　　　　B. 乙醚加热回流　　　　C. 碱溶酸沉法
   D. 升华法　　　　　　　E. 20% H_2SO_4，乙醚加热回流

7. 分离不同酸性的蒽醌苷元类化合物，首选方法是（　　　）
   A. 沉淀法　　　　　　　B. 结晶法　　　　　　　C. pH梯度萃取法
   D. 色谱法　　　　　　　E. 酸溶碱沉法

8. 用薄层色谱法检识蒽醌苷和苷元类成分，不能选用的吸附剂是（　　　）
   A. 中性氧化铝　　　　　B. 碱性氧化铝　　　　　C. 酸性氧化铝
   D. 硅胶　　　　　　　　E. 聚酰胺

B型题（9~20题）

   A. 蓝色荧光　　　　　　B. 黄色　　　　　　　　C. 橙黄－橙色

D. 红色　　　　　　　　　　E. 紫、绿、蓝等色

9. 羟基蒽醌类化合物遇碱液显（　　）

10. 蒽酚、蒽酮类遇碱液显（　　）

11. 蒽酮类化合物遇对亚硝基二甲苯胺试剂显（　　）

A. ④①②③　　　　　　　B. ②③④①　　　　　　　C. ③②①④

D. ③④②①　　　　　　　E. ②④③①

12. 以上四个化合物的酸性强弱顺序是（　　）

13. 用pH梯度萃取法分离以上四个化合物，被萃取出的先后顺序是（　　）

14. 用硅胶吸附薄层色谱法检识以上四个化合物，用石油醚（30~60℃）-甲酸乙酯-甲酸（15:5:1，上层）作展开剂，R_f值大小顺序是（　　）

A. 大黄素　　　　　　　B. 茜草素　　　　　　　C. 柯桠素

D. 黄色霉素　　　　　　E. 番泻苷A

15. 霉变的花生中含有，微量即可引起肝硬化的成分是（　　）

16. 属于二蒽酮类，具有良好泻下作用的成分是（　　）

17. 医药上有凉血止血功效，工业上常作为染料应用的成分是（　　）

A. 5% Na_2CO_3溶液　　　　B. 5% $NaHCO_3$溶液

C. 5% NaOH溶液　　　　　　D. 热的5% $NaHCO_3$溶液

E. 1% NaOH溶液

18. 从总蒽醌苷元的乙醚液中分离出含—COOH的蒽醌，选用（　　）

19. 从总蒽醌苷元的乙醚液中分离出含一个β-OH的蒽醌，选用（　　）

20. 从总蒽醌苷元的乙醚液中分离出含一个α-OH的蒽醌，选用（　　）

21. 醌类化合物的结构分类（　　　）

  A. 苯醌 B. 萘醌 C. 菲醌 D. 蒽酚 E. 蒽醌

22. 蒽酚、蒽酮类成分（　　　）

  A. 只存在于新鲜药材中 B. 是蒽醌的还原产物

  C. 遇碱液显红色 D. 遇碱液显黄色

  E. 可被氧化成蒽醌

23. 色谱法检识蒽醌类化合物，常用显色剂有（　　　）

  A. 0.5%醋酸镁试剂 B. 盐酸－镁粉试剂 C. 三氯化铝试剂

  D. 氨熏 E. 四氢硼钠试剂

24. 《中国药典》（2020年版）一部规定大黄的质量控制成分是（　　　）

  A. 大黄酚 B. 大黄素甲醚 C. 大黄素

  D. 芦荟大黄素 E. 大黄酸

二、简答题（25~26题）

25. 写出蒽醌类化合物的基本母核并简述其主要理化性质。

26. 请用化学检识法区分①、②两种化合物。

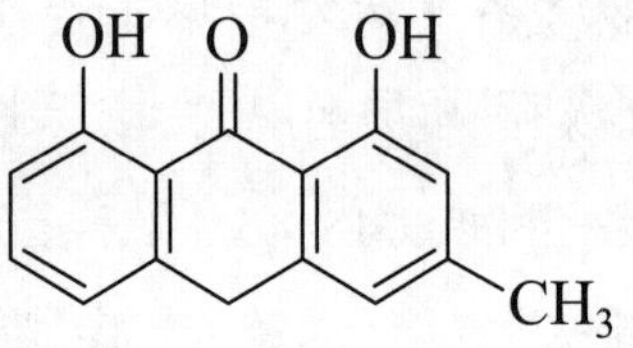

（王幼鹏）

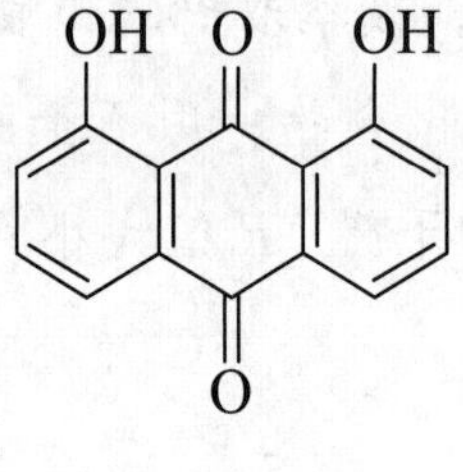

实训二　大黄中蒽醌苷元的提取分离与检识

【实训目标】

  1. 能够运用连续回流提取法、pH梯度萃取法的操作技术对大黄中的蒽醌苷元进行提取和分离。

2. 学会运用化学法、薄层色谱法鉴定大黄素。

3. 熟悉实训基本操作过程及注意事项。

4. 妥善做好酸、碱及低沸点溶剂、有毒溶剂的回收管理。

5. 节约水电，维护好实训室卫生环境。

【实训原理】 大黄，是一味很早就被世界认可的在泻下药类药物中具有优势地位的天然药物，又称"将军"。为蓼科植物掌叶大黄（*Rheum palmatum* L.）、药用大黄（*Rheum officinale* Baill.）、唐古特大黄（*Rheum tanguticum* Maxim. ex Balf.）的干燥根及根茎。主产于陕西、四川、甘肃等地。具有泻下攻积，解毒凉血，逐瘀通经等功效。内服主治实热型便秘、血热型吐衄血、目赤咽喉肿痛等；外用有较强的抑菌作用，治疗各种原因造成的烧烫伤有良效。

大黄中的化学成分以蒽醌类化合物为主，大多数是苷元与糖结合成单糖苷的形式存在，少数是以蒽醌苷元形式存在。提取时应先借助酸解使大黄中的蒽醌苷水解成苷元，再利用苷元可溶于乙醚的性质进行提取。然后，根据乙醚液中各蒽醌苷元的酸性大小不同，采用不同碱性的碱液进行pH梯度萃取，将大黄酸、大黄素从乙醚提取液中萃取分离出来。

大黄中五种蒽醌苷元成分的结构如下：

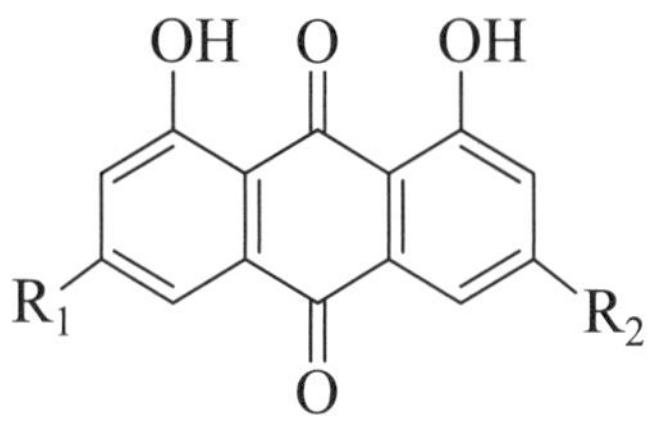

大黄酸　　　R_1=H,　　　R_2=COOH
大黄素　　　R_1=CH_3,　R_2=OH
芦荟大黄素　R_1=H,　　　R_2=CH_2OH
大黄素甲醚　R_1=OCH_3, R_2=CH_3
大黄酚　　　R_1=H,　　　R_2=CH_3

【实训内容】

一、试药和仪器

大黄粗粉、20% H_2SO_4、乙醚、甲醇、甲酸乙酯、甲酸、石油醚（30~60℃）、5% $NaHCO_3$溶液、5% Na_2CO_3、浓盐酸、广泛pH试纸、滤纸（色谱用）、凡士林、氨水、大黄素（或大黄酸）对照品等。

电热套（或水浴锅）、索氏提取器、分液漏斗、锥形瓶、烧杯、普通漏斗、抽滤装置、试管、硅胶H-CMC-Na薄层色谱板、色谱槽、量筒、尺子等。

二、实训步骤

1. 提取　取大黄粗粉50g，加20% H_2SO_4溶液充分搅拌润透，待晾干松散后装入滤纸筒，装量不得超过提取器上虹吸管的高度，用少量脱脂棉覆盖药材；向500ml圆底烧瓶中加300ml乙醚，安装索氏提取装置，水浴加热回流3~4h，得乙醚提取液；将乙醚提取液置于分液漏斗中，用纯化水洗至水层近中性，分取乙醚层备用。

2. 分离　取乙醚层倒入分液漏斗中，用5% $NaHCO_3$溶液萃取三次，合并三次萃取液于锥形瓶中，用浓盐酸调pH至3，可析出大黄酸沉淀，静置，抽滤，水洗沉淀，自然晾干。乙醚层继续用5% Na_2CO_3溶液按上法萃取，碱液酸化，得大黄素沉淀。

3. 检识　将大黄素沉淀收集到具塞锥形瓶中，加甲醇溶解配制成1%大黄素甲醇供试品溶液。

（1）化学检识：取两支试管，分别加入1ml大黄素甲醇供试品溶液，各滴加1%氢氧化钠溶液2滴、0.5%醋酸镁甲醇溶液2滴，观察颜色变化。

（2）薄层色谱检识

吸附剂：硅胶H-CMC-Na薄层色谱板（100~110℃活化30min，干燥箱中备用）。

展开剂：石油醚（30~60℃）-甲酸乙酯-甲酸（15∶5∶1，上层）。

供试品：1%大黄素甲醇供试品溶液。

对照品：1%大黄素甲醇对照品溶液。

显色剂：可见光下观察或氨熏后再观察。

操作：取硅胶薄层板，距离一端2cm处划基线，定原点，2个原点之间的距离要大于1.5cm；用点样器分别取供试品、对照品进行点样，控制斑点直径不超过2mm；将点样后的薄板放入盛有展开剂的色谱槽中饱和10min，展开，当展至接近薄板另一端时取出，划下溶剂前沿；待展开剂充分挥干再显色；最后，测量并计算R_f值。

【实训注意】

1. 大黄药材要使用贮藏2~3年左右的，实训前应做好基源鉴定。

2. 提取前，用20% H_2SO_4溶液润透药材粗粉而不是浸泡药材，其干湿度控制在"握之成团，轻压即散"为度；所用乙醚溶剂最好自冷凝管上端加入到圆底烧瓶中。

3. 乙醚提取液用纯化水水洗的目的是洗去残存的酸，避免影响pH梯度萃取分离时的分离效果。

4. 萃取次数不能太多，操作时应注意排气。

5. 氨熏显色，要及时观察变化。

【实训结果】

1. 提取　大黄＿＿＿＿＿g，加20% H_2SO_4＿＿＿＿＿ml，加乙醚＿＿＿＿＿ml；回流提取计时应从＿＿＿＿＿开始，＿＿＿＿＿h；收集乙醚提取液＿＿＿＿＿ml，显＿＿＿＿＿色。

2. 分离　取乙醚层倒入分液漏斗中，第一次加5% $NaHCO_3$溶液＿＿＿＿＿ml，振摇萃取，乙醚层的颜色变化＿＿＿＿＿，碱性萃取液的颜色变化＿＿＿＿＿，有无产气现象_____，有无乳化现象_____。5% $NaHCO_3$、5% Na_2CO_3三次萃取液分别用浓盐酸调pH为_____，抽滤后得到两种沉淀的颜色为_____、_____。

3. 检识

（1）化学检识：将结果记录在实训表2-1。

实训表 2-1　大黄中蒽醌苷元的化学检识

检识项目	现象	结果分析
1%氢氧化钠		
0.5%醋酸镁甲醇溶液		

（2）薄层色谱检识

吸附剂：_____。

展开剂：_____。

供试品：_____。

对照品：_____。

斑点颜色：可见光下_____。

氨熏后_____。

测量与计算：请将色谱检识图谱绘制在下面空白处并标注出测量结果。

$$R_f = \frac{原点到斑点中心的距离}{原点到溶剂前沿的距离}$$

结果分析：_____。

【实训检测】

1. 请根据结构特点，写出大黄中五种蒽醌苷元的酸性大小顺序。

2. 利用硅胶柱色谱法分离大黄酚和大黄素甲醚，先被洗脱下来的是哪种成分？

3. 请把大黄中蒽醌苷元提取分离的实训步骤转换成提取分离的流程图，并对流程中的重要环节做简单解析。

4. 简述用薄层色谱法检识蒽醌苷元的操作步骤及注意事项。

5. 请以实训小组为单位练习查找《中国药典》（2020年版）一部中大黄饮片的鉴别方法有几种？

（王幼鹏）

第三节　黄酮

预习提示

- 基础化学中酮的概念、共轭体系、助色团等。
- 糖和苷类概述中苷的类型、苷的理化性质。
- 黄酮类化合物的结构类型、理化性质中的酸性。

学习目标

- 掌握黄酮类化合物的结构分类、理化性质。
- 熟悉黄酮类化合物的存在分布、主要生物活性及提取分离方法。
- 了解黄酮类化合物的类型。
- 学会通过黄酮类化合物的结构特点，推断黄酮类化合物的理化性质。
- 具有对药材中的黄酮类成分进行提取分离和检识的能力。
- 树立人与自然和谐共处观念，做一个保护生态环境的践行者。

情境导入

情境描述：

家住朝阳小区的王大爷患有冠心病，除了抗凝和降血脂的药物之外，他还服用了银杏叶片，某天早上他照例到河边散步，偶然遇到了小学同学陈大爷，交流中得知，陈大爷患有糖尿病多年，除了服用降糖药物，他也使用了银杏叶片。两人回家后都仔细查看了说明书，发现银杏叶片确实对这两种疾病都有较好的辅助治疗作用。那么同学们知道这是为什么吗？这背后的功臣就是银杏叶中的黄酮类成分。

学前导语：

本节我们要认识一类新的天然药物有效成分——黄酮类化合物。它们在自然界分布很广，在日常生活中也随处可见，如粮食、蔬菜、水果、茶叶、葡萄酒等，它们具有很广泛的生物活性，在天然药物防病治病中发挥了重要作用，受到国内外的普遍重视。

一、结构分类

（一）黄酮类化合物简介

作为一类重要的天然药物化学成分，黄酮类化合物在自然界中分布广泛，其数量位于天然酚性化合物之首。由于多数呈黄色和具有4位羰基，故称之为黄酮。

黄酮类化合物主要在双子叶植物及裸子植物中分布，如芸香科、伞形科、唇形科、豆科、菊科与银杏科等。在植物体内主要与糖结合成苷的形式存在，少部分以苷元形式存在。

知识链接

黄酮类化合物的发展史

黄酮类化合物的发现历史十分悠久。1814年，人们从植物中得到了白杨素，它具有2-苯基色原酮结构，是一种淡黄色晶体，这是人类发现的第一个黄酮类化合物，也是最简单的黄酮类化合物。早在20世纪30年代初，欧洲的一位药物化学家在研究柠檬皮的乙醇提取物时无意中得到一种白色物质，由于其可以改善毛细血管的通透性，所以将其命名为"维生素P"。在动物实验中发现维生素P的抗维生素C缺乏症作用胜过维生素C 10倍。2年后，这位科学家进一步发现，维生素P实际上是一种混合物而非单一物质，其主要成分就是黄酮。故后来有人形象化地将其更名为柠檬素，它含以橙皮苷为主的多种黄酮类化合物。

1952年以前黄酮类化合物主要是指基本母核为2-苯基色原酮的一系列化合物。

色原酮　　　　　　　　2-苯基色原酮

随着对黄酮类化合物研究的不断深入，这一概念已不能满足人们对许多成分的理解。目前黄酮类化合物泛指两个苯环（A环与B环）通过三碳链相互连接而形成的一系列化合物。它们大多具有如下C_6–C_3–C_6的基本骨架。

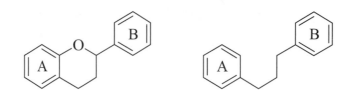

（二）黄酮类化合物的生物活性

黄酮类化合物具有广泛的生物活性，主要体现在以下几个方面：

1. 抗癌、抗肿瘤作用　黄芩苷可抑制肝癌细胞增殖；槲皮素能抑制人前列腺癌细胞；芹菜素能够抑制人类卵巢癌细胞增殖；杨梅黄酮能抑制胶质瘤细胞的分裂增殖；绿茶、洋葱中的黄酮成分可分别预防胃癌、肺癌的发生。

2. 对心血管系统的作用　黄酮类化合物可以有效抑制血小板聚集，从而降低血栓的形成。银杏中的银杏黄酮、葛根中的葛根素能明显地扩张冠状动脉而起到降压的作用。槐米中的芦丁（芸香苷）、陈皮中的橙皮苷、儿茶中的儿茶素能降低血管的脆性及异常通透性，可用作防治高血压及动脉硬化的辅助药物。因此，黄酮类化合物可以用于防治心血管病、偏头痛、动脉粥样硬化等病症。

3. 对内分泌系统的作用　大豆、葛根中的大豆素等异黄酮类成分具有雌激素效应，称为植物雌激素。山楂叶总黄酮能够改善胰岛素抵抗，增强胰岛素敏感性。黄酮类化合物还能够降低血清胆固醇，可以治疗糖尿病及其并发症。

4. 对免疫系统的作用　黄酮类化合物具有免疫调节作用，大豆异黄酮可通过对免疫组织器官、免疫细胞及免疫分子的促进作用来发挥免疫调节作用。黄酮还具有抗菌、抗病毒及抗感染作用，如滨蒿总黄酮对体内外均有显著抗病毒活性，能抑制甲、乙型流行性感冒病毒引起的细胞病变；野菊花总黄酮对溶血葡萄球菌、金黄色葡萄球菌、腐生葡萄球菌具有抑制效果。

5. 其他作用　黄酮还具有神经保护、肝脏保护、抗氧化及清除自由基、抗衰老和抗抑郁、抗辐射，以及泻下、解痉等作用。

🔗 知识链接

来自大豆的馈赠

大豆异黄酮是大豆生长过程中形成的次级代谢产物，主要分布在大豆种子的子叶和胚轴中，在种皮中含量极少。80%~90%的异黄酮存在于子叶中，含量约为0.2%。大豆异黄酮是多酚类的混合物，现已发现3种大豆异黄酮苷元及其9种葡萄糖苷。大豆异黄酮可在肠道吸收，吸收率为10%~40%。据报道，欧美国家患乳腺癌和大肠癌的概率高出日本和中国等国家4倍以上，这与中国和日本喜食大豆食品的习惯有关。大豆异黄酮对妇女更年期出现的许多诸如骨质疏松、动脉粥样硬化和血脂升高等与激素减退相关的疾病有一定的预防治疗作用。

（三）黄酮类化合物的结构类型

根据基本母核中三碳链的氧化程度、三碳链是否成环、B环连接位置等特点，可将黄酮类化合物分为以下基本类型，见表3-5。

表3-5　黄酮类的结构类型及代表化合物

结构类型（特点）	代表化合物	来源及功效
黄酮及黄酮醇类　黄酮（典型的2-苯基色原酮）	木犀草素	存在于忍冬科植物忍冬的干燥花蕾或初开的花中，具有抗菌作用
黄酮醇（黄酮的3位有—OH取代）	槲皮素	存在于豆科植物槐的干燥花蕾（槐米）中，具有扩张冠状血管和抗病毒的作用，另外对胶原等引起的血栓形成有抑制作用
二氢黄酮及二氢黄酮醇类　二氢黄酮（C环的2,3位双键被饱和）	甘草苷	存在于豆科植物甘草、胀果甘草或光果甘草的干燥根和根茎中，对消化性溃疡有抑制作用

结构类型（特点）	代表化合物	来源及功效
二氢黄酮及二氢黄酮醇类 二氢黄酮醇 （二氢黄酮的3位有—OH取代）	水飞蓟素	存在于菊科植物水飞蓟的成熟果实中，具有较强的保肝作用，临床用于急、慢性肝炎，肝硬化及多种中毒性肝损伤
查耳酮及二氢查耳酮类 查耳酮 （C环1,2位开环）	红花苷	存在于鸢尾科植物番红花的干燥柱头中，在心血管、肝脏、肾脏、免疫系统、抗肿瘤、抗氧化等方面具有广泛应用
二氢查耳酮 （查耳酮三碳链的双键被饱和）	梨根苷	存在于蔷薇科梨属的植物根皮及苹果的种仁中，生物活性不清楚
异黄酮及二氢异黄酮 异黄酮 （B环由2位移到3位）	大豆素	存在于豆科植物野葛干燥根的主要有效成分。有似罂粟样作用，临床上用于解痉、缓解高血压患者的头痛症状

结构类型（特点）	代表化合物	来源及功效
异黄酮及二氢异黄酮	 二氢异黄酮 （异黄酮2,3位上的双键被饱和） 三叶豆紫檀苷	存在于豆科植物越南槐的干燥根和根茎中，具有抗癌活性，且苷的作用强于苷元
花色素类	 （离子型化合物） 矢车菊素	广泛存在于植物体中，为植物中的一类水溶性色素
黄烷醇类	 （黄烷-3-醇） 儿茶素	存在于豆科植物儿茶去皮枝、干的干燥煎膏中，具有一定的抗癌活性，对肝脏病毒有一定疗效
双黄酮	两分子的黄酮通过 C-C键或C-O键 聚合而成 银杏素	存在于银杏科银杏的叶中，具有解痉、降压和扩充冠状血管的作用，临床上用于治疗冠心病

黄酮结构类型还包括橙酮类、高异黄酮类、双苯吡酮类等。

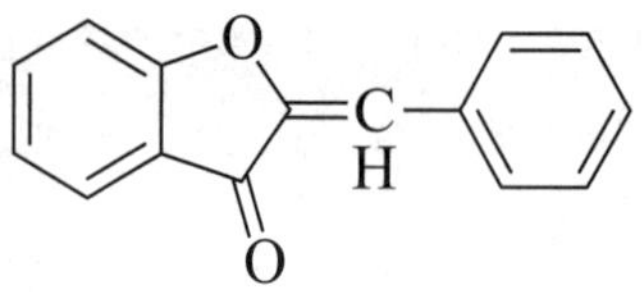

橙酮类

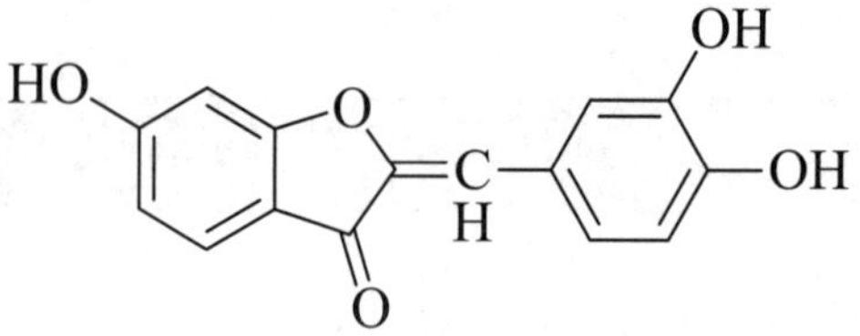

硫黄菊素

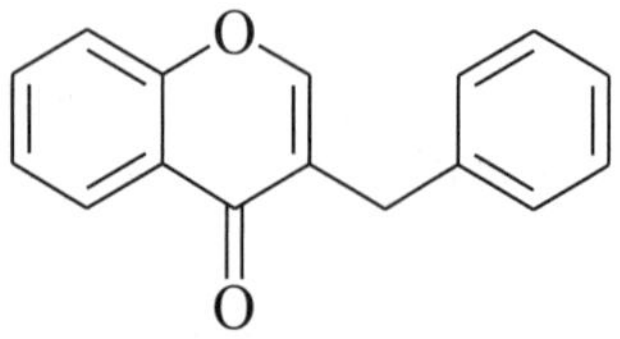

高异黄酮类

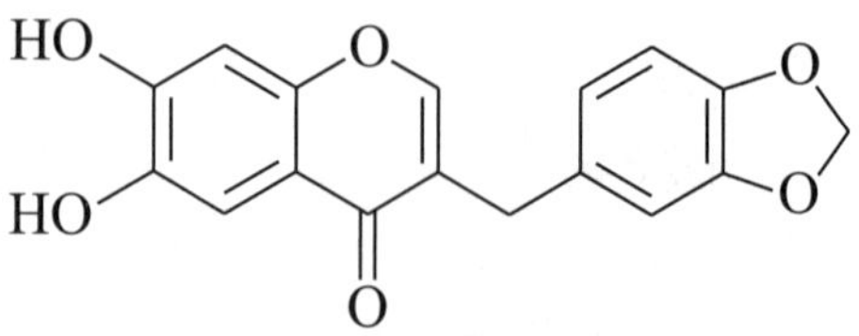

麦冬高异黄酮A

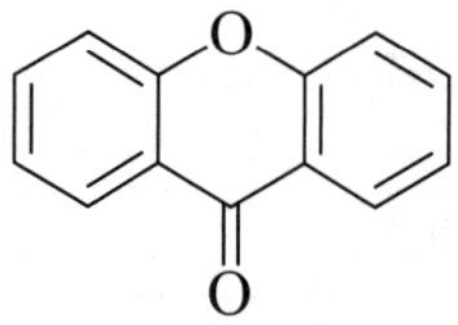

双苯吡酮类

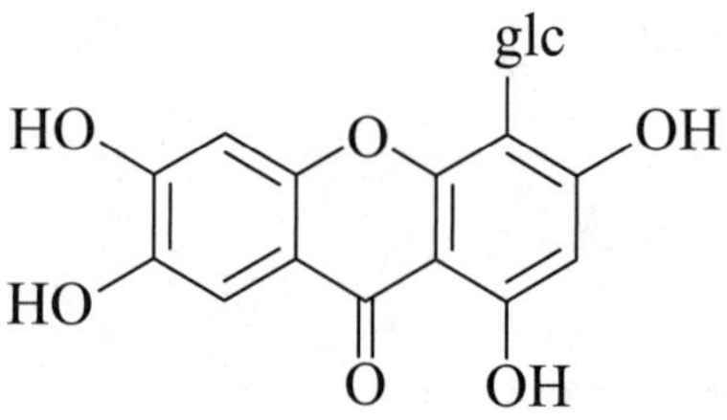

异芒果苷

黄酮母核中A、B环上的H常被—OH、—CH₃、—OCH₃等取代形成各种衍生物。黄酮苷中的糖基多连在苷元的3、5、7、3′、4′等位上，常见的糖有单糖（葡萄糖、半乳糖、木糖、鼠李糖等）、双糖（芸香糖、槐糖、龙胆二糖、新橙皮糖等）、三糖（龙胆三糖、槐三糖等）。

🔗 **知识链接** ·····································

红花的颜色变化

二氢黄酮、2′-羟基查耳酮互为异构体，在一定条件下能相互转化，两者的转变常伴随着颜色的变化。例如红花在不同的开花期花冠颜色不同，开花初期花冠呈淡黄色（二氢黄酮），开花中期呈深黄色，原因就是红花中的新红花苷（二氢黄酮）与红花苷（查耳酮）相互转化。

❓ **课堂互动** ─────────────────────

写出黄酮（醇）、二氢黄酮（醇）、异黄酮、查耳酮、黄烷醇的基本母核结构，并说出它们的主要结构特点。

二、理化性质

（一）性状

大多数黄酮类化合物因结构中具有交叉共轭体系而显色。一般情况下，黄酮及黄酮醇（包括其苷类）、查耳酮为黄色；二氢黄酮及二氢黄酮醇（包括其他二氢类黄酮）因C-2、C-3间的双键被氢化饱和，不具交叉共轭体系，几乎无色；异黄酮类B环与色原酮环共轭链短，也不显色或仅呈微黄色。花色素及其苷类一般具有鲜艳的颜色，并且颜色随pH不同发生改变，显红（pH<7）、紫（pH=8.5）、蓝（pH>8.5）等颜色。

> **知识链接** ....
>
> 交叉共轭体系和黄酮类化合物的荧光性
>
> 1. 交叉共轭体系　两组双键互不共轭，但分别与第三组双键共轭。
> 2. 黄酮类化合物在紫外光下可产生不同颜色的荧光：
>
> 黄酮类——淡棕色或棕色荧光。
>
> 黄酮醇类——亮黄色或黄绿色荧光。
>
> 异黄酮类——紫色荧光。
>
> 查耳酮类——亮黄棕色或亮黄色荧光。
>
> 花色素——棕色荧光。

黄酮类化合物苷元大多为结晶性固体，黄酮苷多为无定形粉末。

游离的黄酮苷元大多无旋光性，但二氢黄酮、二氢黄酮醇、黄烷醇类因结构中含手性碳原子而具有旋光性。黄酮苷因结构中的糖分子具有光学活性，故有旋光性，且多为左旋。

（二）溶解性

基本符合一般苷和苷元的溶解通性。

因花色素类以离子形式存在，具有盐的通性，故亲水性较强，在水中的溶解度较大。黄酮苷及苷元因含有酚羟基，均可溶于稀碱液中，可用碱溶酸沉法对其进行提取分离。

（三）酸性

黄酮类化合物因分子中多具有酚羟基，故显一定酸性，与碱成盐后易溶于水中。

黄酮类化合物的酸性强弱受酚羟基数目和位置的影响。一般而言，酚羟基数目越多，酸性越强，而酚羟基位置对酸性强弱影响具有如下规律：

7,4′-二羟基黄酮＞7或4′-羟基黄酮＞一般酚羟基黄酮＞5-羟基黄酮

利用黄酮类化合物的酸性以及酸性差异所造成的与碱成盐能力的不同，可进行该类成分的提取、分离和鉴定。

根据不同酸性的黄酮苷元，可以溶解在不同碱性的碱液中的性质，可以采用pH梯度萃取法将其分离。见表3-6。

表3-6　黄酮苷元的pH梯度萃取分离法

黄酮苷元	酸性	溶于	碱性
含7,4′-二羟基黄酮	大	5% NaHCO₃	小
7或4′-羟基黄酮	↓	5% Na₂CO₃	↓
一般酚羟基黄酮		0.2% NaOH	
5-羟基黄酮	小	4% NaOH	大

⑦ 课堂互动

比较下列黄酮化合物的酸性强弱，并简要说明理由。

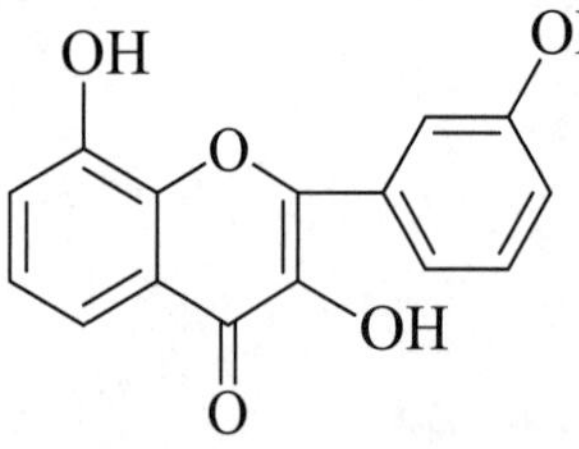

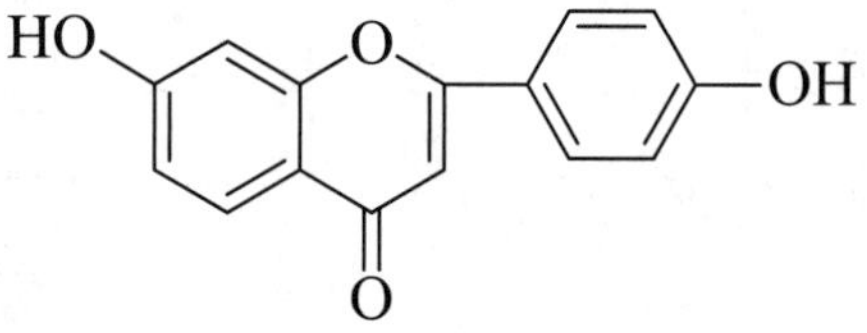

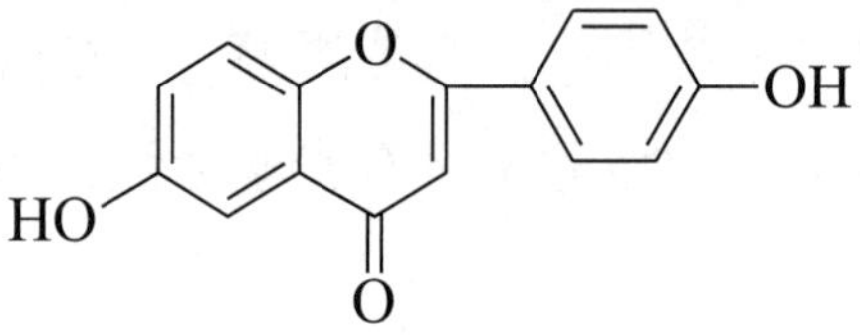

（四）碱性

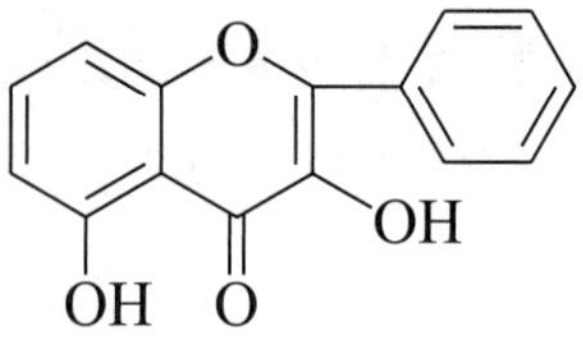

由于黄酮类化合物C环上的1-位氧原子有孤电子对，故呈现出微弱的碱性，可与无机强酸如浓硫酸、浓盐酸等生成盐，但该盐极不稳定，加水稀释后即分解。由于这一性质，在用碱提酸沉方法提取黄酮类化合物时，加入的酸浓度不宜过大，否则黄酮易形成锌盐而溶于水，影响产品收率。

（五）检识

1. 化学检识

（1）还原反应

1）盐酸－镁粉（或锌粉）反应：是检识黄酮类化合物最常用的显色反应。将样品溶于甲醇或乙醇中，加入少量镁粉（或锌粉），振摇，再滴加几滴浓盐酸，1～2min内即可显色。

黄酮、黄酮醇、二氢黄酮、二氢黄酮醇可呈阳性反应，显橙红－紫红色；而儿茶素、查耳酮、大多异黄酮则呈阴性反应不显色。

但要避免花色素、部分查耳酮出现的假阳性干扰，两者遇浓盐酸即可出现颜色变化（可做空白对照，以消除干扰，做法为样品溶液不加入镁粉或锌粉，直接滴加盐酸，如果溶液变色则表明是花色素或查耳酮）。

2）四氢硼钠（钾）反应：是二氢黄酮、二氢黄酮醇类化合物的专属性反应。在样品的乙醇液中加入等量的2% $NaBH_4$甲醇液，1min后加浓盐酸或浓硫酸数滴，显红色～紫红色。其他黄酮类化合物均不显色，故可用于区别。

（2）与金属盐类试剂的络合反应：黄酮类化合物凡具有以下结构单元之一，即可与铝盐、锆盐、镁盐、铅盐、铁盐等试剂反应生成有色物质而用于检识。

5-羟基，4-羰基　　　3-羟基，4-羰基　　　邻二酚羟基

1）铝盐的络合反应：该反应可用于黄酮化合物的定性及定量分析。将样品溶于乙醇液中，加入1%三氯化铝（$AlCl_3$）乙醇液，生成黄色络合物，在紫外灯下可以观测到荧光。

2）锆盐的络合反应：是3-OH或5-OH黄酮类化合物的共性反应和区别反应。将样品溶于乙醇液，加入锆盐（2%二氯氧锆），具有3-OH或5-OH的黄酮可生产黄色锆络合物，继续加入枸橼酸后，含5-OH黄酮的络合物分解褪色，而3-OH黄酮不褪色。若反应在加入枸橼酸后现象不明显，可加入5倍量的水稀释后观察。

3）镁盐的络合反应：可用于二氢黄酮、二氢黄酮醇类与其他类黄酮化合物的区别检识。该反应多在滤纸上进行。在纸片上滴加黄酮供试液后，喷以1%醋酸镁甲醇液，加热干燥后于紫外线灯下观察。二氢黄酮、二氢黄酮醇类呈天蓝色荧光，若具5-OH，色泽更为明显；而黄酮、黄酮醇、异黄酮类等则显黄色－橙色－褐色。

4）铅盐的络合反应：若黄酮化合物分子中具有邻二酚羟基或有3-OH或5-OH结构，加入1%醋酸铅溶液可生成黄色-红色沉淀。不过碱式醋酸铅沉淀范围要广些，只要黄酮中含有酚羟基就可生成沉淀。

5）铁盐的络合反应：此反应为常见的酚类显色剂，凡含有酚羟基者均可与$FeCl_3$试剂生成绿色、蓝色、紫色或棕色的络合物。

（3）碱性试剂反应：通过纸斑反应，观察试样用碱性试剂处理后的颜色变化情况，对于鉴别黄酮类化合物有一定意义。

将供试品乙醇溶液滴于滤纸上，溶剂挥干后喷以碳酸钠水溶液或将其暴露在氨气中观察。根据化合物不同结构类型，显色也不同：黄酮和黄酮醇类遇碱颜色加深；二氢黄酮类呈橙色-黄色；具邻二酚羟基的黄酮在碱液中不稳定，易被氧化，出现由黄色-深红色-绿棕色的变化。

2. 色谱检识

（1）纸色谱法：适用于黄酮苷和苷元的检识。由于苷元的极性通常小于苷，因此苷元多采用"醇性"溶剂展开，如正丁醇-乙酸-水（4∶1∶5，上层）；苷多采用"水性"溶剂展开，如2%~6%乙酸水液。但实际操作中两种展开剂的选择无严格的界限。

黄酮类化合物苷及苷元混合物的检识可以采用双向色谱法。第一相用"醇性"展开剂，苷元的展开速度较快，其R_f值的大小顺序为苷元＞单糖苷＞双糖苷；第二相用"水性"展开剂，苷的展开速度更快，其R_f值的大小顺序为双糖苷＞单糖苷＞苷元。

黄酮类化合物大多具有颜色，可在可见光下观察，或在紫外线下观察斑点荧光，也可通过喷洒显色剂，如2%三氯化铝甲醇液或10%碳酸钠水溶液等观察斑点颜色，此法在黄酮的薄层色谱显色中也同样适用。

（2）薄层色谱法：目前使用较多的是硅胶吸附色谱和聚酰胺色谱。

1）硅胶薄层色谱：适用于黄酮苷及苷元的检识，尤其对弱极性黄酮类化合物的检识效果好。

展开剂根据待分离物质性质选择。多选用极性较大的溶剂检识黄酮苷，如乙酸乙酯-丁酮-甲酸-水（5∶3∶1∶1）、三氯甲烷-甲醇-水（65∶45∶12）等。其展开的一般规律为糖基数越多，R_f值越小；若糖基数相同，苷元上羟基数越多，R_f值越小。

检识黄酮苷元多选用极性较小的溶剂展开，如甲苯-甲酸甲酯-甲酸（5∶4∶1）、甲苯-三氯甲烷-丙酮（40∶25∶35）等。其展开规律为苷元上羟基数越多，R_f值越小。

2）聚酰胺薄层色谱：适用范围广，特别适用于含有游离酚羟基的苷及苷元的检识。采用极性较大的展开剂，一般在展开剂中加有醇、酸、水。

检识黄酮苷可选用乙醇－水（3∶2）、甲醇－乙酸－水（90∶5∶5）等。其展开规律为糖基数越多，R_f值越大；糖基数相同，苷元上羟基数目越多，R_f值越小。检识苷元可选用三氯甲烷－甲醇（94∶6）等。其展开规律为苷元上羟基数目越多，R_f值越小。

❓ 课堂互动 ————————————————————————

1. 黄酮类化合物的哪些性质可用来提取分离？

2. 预试天然药物中是否含有黄酮类成分，首选哪种反应？

……………………………………………………………………………

三、提取分离

黄酮类化合物一般存在于植物的花、果、叶中，并且多以苷的形式存在，而在木质部坚硬组织中则多以苷元的形式存在，提取时应根据提取目的、被提取物的存在形式和溶解性以及伴存的杂质等选择适宜的方法。

（一）提取

1. 醇提取法　可用于提取黄酮苷及苷元。最常用的提取溶剂是乙醇和甲醇。实际操作中一般选用稀乙醇（浓度约60%）提取黄酮苷类，高浓度的乙醇（90%~95%）提取黄酮苷元，但两者并无严格的界限。

在醇提取时需注意伴存脂溶性杂质（如叶绿素、胡萝卜素等）可同时带入提取液，若要除去这类杂质可采用石油醚脱脂法。

2. 热水提取法　该法可用于提取药材中的原生苷。如用沸水提取槐米中的芦丁、黄芩中的黄芩苷等。

使用热水提取时，其提取液中含较多的水溶性杂质，如多糖、蛋白质等，可采用水提醇沉法除去这类杂质。

3. 碱溶酸沉法　该法适用于提取含游离酚羟基的黄酮苷及苷元。黄酮类化合物多具酚羟基，易溶于碱水（成盐形式）而难溶于酸水（游离形式），故采用碱水提取，得到的碱水提取液加酸酸化，黄酮类化合物即可沉淀析出。

常用的碱水有饱和石灰水［$Ca(OH)_2$］溶液、5%碳酸钠（Na_2CO_3）溶液及稀氢氧化钠溶液。如果药材中含有大量含羧基的黏液质、鞣质、果胶等水溶性杂质时，宜用石灰水溶液进行提取，因石灰水可与上述杂质生成钙盐沉淀而不被溶出，有利于提取液中黄酮类化合物的纯化处理。

使用碱溶酸沉法提取纯化时，应当注意以下几点：①加碱浓度不宜过高（pH 8~9为宜），以免在强碱条件下尤其在加热时破坏黄酮母核；②加酸酸化时也不宜调pH过低，以免生成镁盐致使析出的黄酮类化合物又重新溶解，降低产品收率；③被提取的黄酮成分结构中若含有邻二酚羟基，可加硼砂水溶液提取，以保护邻二酚羟基不受破坏。

此法简便、经济，在实际生产中应用较广泛。

（二）分离

1. 有机溶剂萃取法　该法用于分离黄酮苷与苷元。苷和苷元的溶解性存在差异，采用不同极性的溶剂萃取可将两者初步分离。如在浓缩的水（或稀醇）提取液中，先用乙醚等极性较小的溶剂萃取得到黄酮苷元，再用乙酸乙酯等极性较大的溶剂反复萃取得到黄酮苷，从而使苷和苷元分离。

2. pH梯度萃取法　该法适用于分离酸性强弱不同的黄酮苷元。由于黄酮苷元酚羟基数目及位置的不同，其酸性也存在一定差异，可将黄酮苷元混合物溶于有机溶剂（如乙醚）中，依次用5% $NaHCO_3$、5% Na_2CO_3、0.2% NaOH、4% NaOH溶液萃取，即可分别获得酸性由强到弱的黄酮苷元。将得到的碱水液分别酸化沉淀，即可获得酸性不同的粗制黄酮苷元。

3. 聚酰胺柱色谱法　聚酰胺是分离黄酮类化合物较为理想的吸附剂，对各种黄酮类化合物均有较好的分离效果，所以聚酰胺色谱较为常用。

聚酰胺是通过结构中的酰胺基与黄酮化合物上的酚羟基形成氢键缔合而产生吸附作用，吸附能力的强弱取决于形成氢键缔合能力的大小，而形成氢键缔合能力又取决于分子中酚羟基的数目和位置，同时还受洗脱剂的种类影响。当采用极性较大的溶剂洗脱时，黄酮类化合物从聚酰胺柱上洗脱的先后顺序有如下规律：

（1）苷元相同，洗脱的先后顺序为三糖苷、双糖苷、单糖苷、苷元。

先洗脱　　　　　　　　　　　　后洗脱

（2）母核上酚羟基数目越多，洗脱速度相应减慢。

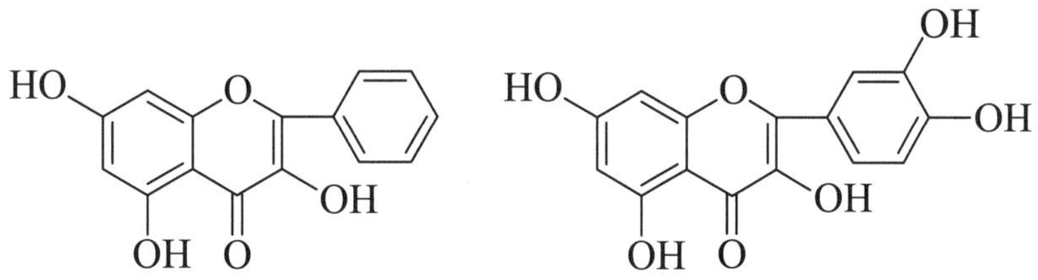

先洗脱   后洗脱

（3）分子中酚羟基数目相同时，处于羰基间位或对位的酚羟基，吸附力大于羰基邻位的酚羟基，这是因为邻位酚羟基易形成分子内氢键，故后者先被洗脱。

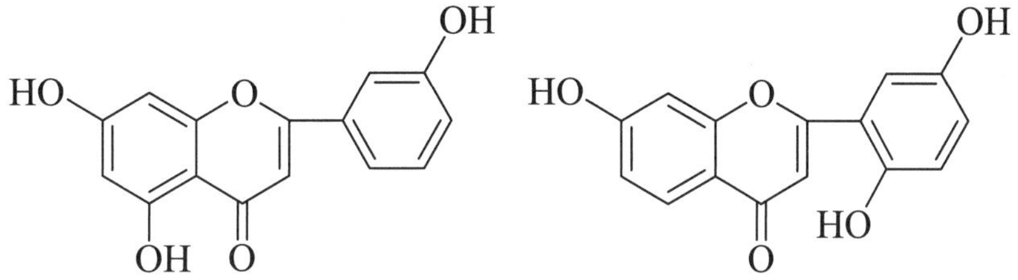

先洗脱   后洗脱

（4）分子中芳香核、共轭双键越多吸附力越强，后被洗脱。

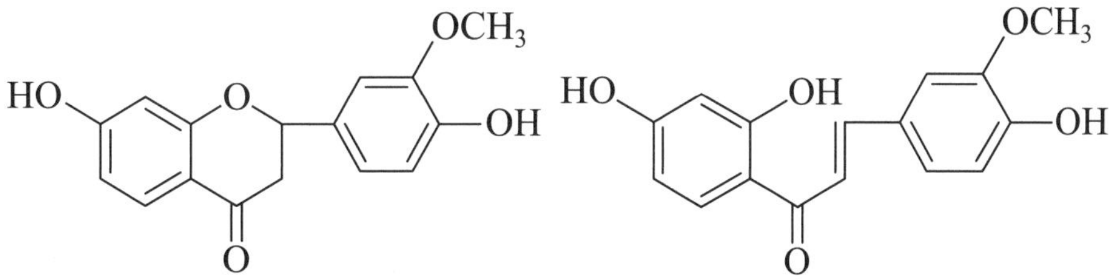

先洗脱   后洗脱

（5）不同结构类型的黄酮类化合物，洗脱的先后顺序是：异黄酮、二氢黄酮、黄酮、黄酮醇。

🔗 **知识链接** ··

黄酮类化合物与中药材质量控制

为了更好地保证中药材的质量，《中国药典》（2020年版）一部普遍采用了色谱法测定药材中有效成分的含量。作为一类重要的天然产物，黄酮类化合物是很多药材进行含量测定时的对照品。例如，山楂叶采用了金丝桃苷（黄酮醇苷），半枝莲采用了野黄芩苷（黄酮苷），陈皮、橘红采用了橙皮苷（二氢黄酮苷），银杏叶采用了槲皮素（黄酮醇）、山奈素（黄酮醇）和异鼠李素（黄酮醇），蜂胶采用白杨素（黄酮）和高良姜素（黄酮醇）等，甘草采用了甘草苷（二氢黄酮苷），女贞子采用了女贞苷（黄酮苷），小蓟采用蒙花苷（黄酮苷）等。

（三）实例——黄芩中黄芩苷的提取、分离

黄芩为唇形科植物黄芩（*Scutellaria baicalensis* Georgi）的干燥根，为常用清热解毒药，具清热燥湿、泻火解毒、止血、安胎等功效。

从黄芩中分离出的黄酮类成分有黄芩苷（含量为4.0%~5.2%）、汉黄芩苷、黄芩素、汉黄芩素、木蝴蝶素、黄芩黄酮类、白杨素等20余种，同时还含有氨基酸、挥发油、糖、固醇类成分。其中标志性成分黄芩苷具有抗菌、消炎活性，是"银黄片""芩连片"等中成药的主要成分。另外，近年来的研究报道汉黄芩素有较强的抗癌活性。

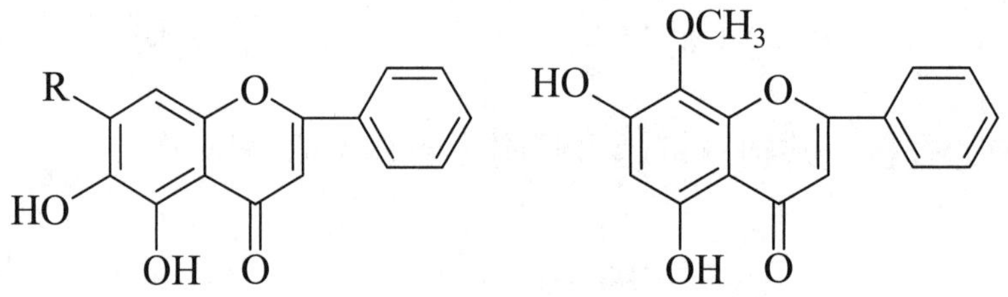

黄芩苷 R＝O—葡萄糖醛酸
黄芩素 R＝OH

汉黄芩素

黄芩苷属黄酮类衍生物，几乎不溶于冷水，可溶于沸水，难溶于甲醇、乙醇、丙酮等有机溶剂，易溶于二甲基甲酰胺、吡啶等碱性溶剂中。

黄芩苷遇三氯化铁显绿色；遇醋酸铅生成橙红色沉淀；溶于碱水中，初显黄色，不久变为黑色。

黄芩苷易被共存于植物体内的酶水解生成黄芩素，黄芩素分子中具有邻三酚羟基，易被氧化成醌类化合物而显绿色，这是保存或炮制不当的黄芩变绿的主要原因。在提取、分离过程中也应注意防止酶解和氧化。

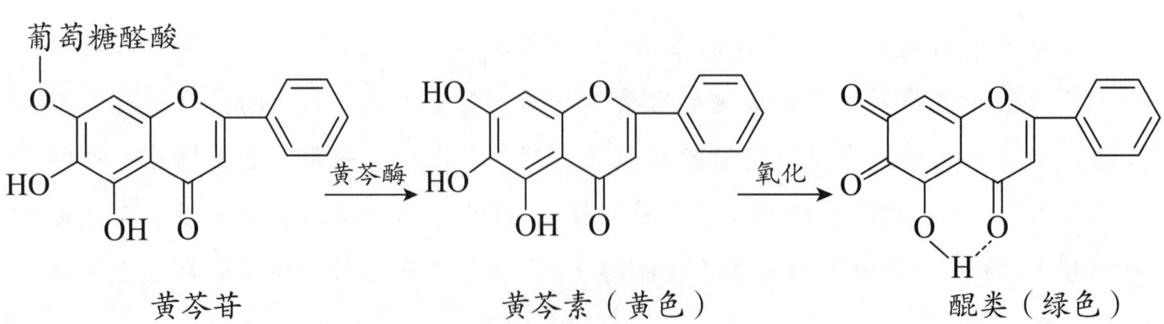

黄芩苷　　　　　　　　黄芩素（黄色）　　　　　　　醌类（绿色）

黄芩中黄芩苷的提取分离

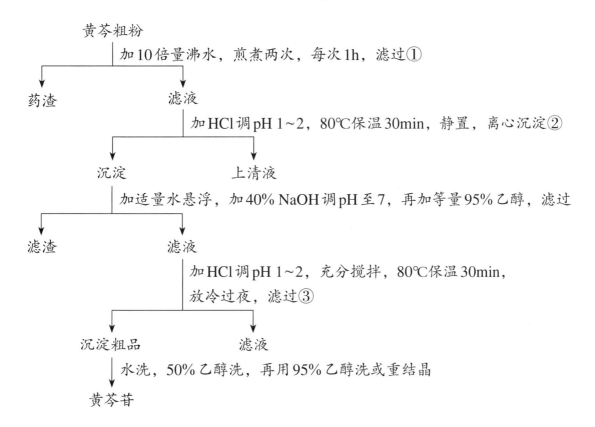

分析：①黄芩苷在植物体中多以镁盐的形式存在，故可用水作提取溶剂。为防止酶解和加大溶解性，可用沸水提取。②提取液加酸酸化，使黄芩苷在酸水中难溶而沉淀析出，同时与部分水溶性杂质分离。③得到的粗品加碱液溶解，用等量的乙醇进一步沉淀杂质。除杂后的滤液酸化沉淀，得较纯的黄芩苷，该黄芩苷经进一步处理得黄芩苷纯品。

节末小结

1. 狭义的黄酮指基本母核为2-苯基色原酮的一系列化合物，广义的黄酮指两个苯环通过三碳链相连接而形成的一系列化合物。黄酮类化合物根据基本母核中三碳链的氧化程度、B环连接的位置、三碳链是否成环等特点可分为不同的类型。黄酮类化合物的主要结构类型包括黄酮与黄酮醇类、二氢黄酮和二氢黄酮醇类、查耳酮类、异黄酮类。

2. 黄酮因结构中含交叉共轭体系而显色,显色的黄酮类化合物有黄酮和黄酮醇、查耳酮、花色素;不显色的黄酮类化合物有所有的二氢类黄酮、黄烷醇;异黄酮几近无色。

3. 黄酮因结构中含酚羟基而显酸性,且酸性根据酚羟基的数目、位置不同而不同,酸性强弱顺序为7,4′-二羟基黄酮>7或4′-羟基黄酮>一般酚羟基黄酮>5-羟基黄酮。

4. 盐酸-镁粉反应是检识黄酮类化合物最常用的反应。四氢硼钠反应是检识二氢黄酮(醇)类的专属反应。锆盐-枸橼酸反应是3-OH和5-OH黄酮类化合物的共性反应和区别反应。

5. 黄酮类化合物多含酚羟基,常采用碱溶酸沉的方法提取。采用pH梯度萃取法分离具酸性差异的黄酮类化合物,加碱强度从弱至强为5% $NaHCO_3$、5% Na_2CO_3、0.2% NaOH、4% NaOH,依次获得酸性由强至弱的黄酮。

6. 《中国药典》(2020年版)一部规定:槐花的质量控制成分是芦丁;甘草的质量控制成分是甘草苷、甘草酸;水飞蓟的质量控制成分是水飞蓟宾;葛根的质量控制成分是葛根素;儿茶的质量控制成分是儿茶素和表儿茶素;银杏的质量控制成分是槲皮素、山奈酚、异鼠李素、银杏内酯A、银杏内酯B、银杏内酯C和白果内酯。

思考与练习

一、 选择题

A型题(1~15题)

1. 黄酮类化合物目前的定义为(　　　)
   A. 2-苯基苯骈α-吡喃酮　　　B. γ-吡喃酮
   C. 2-苯基色原酮　　　　　　D. 2-苯基苯骈γ-吡喃酮
   E. 两个苯环通过三碳链相连的一类化合物

2. 色原酮环C-2、C-3间为单键,B环连接在C-2位,3位有—OH取代的黄酮类化合物是(　　　)
   A. 黄酮醇　　　　　B. 二氢黄酮醇　　　　C. 二氢黄酮
   D. 异黄酮　　　　　E. 黄烷醇

3. 银杏叶中含有的特征成分类型为（　　　）

  A. 黄酮   B. 二氢黄酮醇   C. 异黄酮

  D. 查耳酮   E. 双黄酮

4. 黄酮类化合物大多呈色的最主要的原因是（　　　）

  A. 具酚羟基   B. 具交叉共轭体系 C. 具羰基

  D. 具苯环   E. 具羧基

5. 黄酮苷和黄酮苷元一般均能溶解的溶剂为（　　　）

  A. 乙酸乙酯   B. 酸水   C. 乙醇

  D. 水   E. 乙醚

6. 下列黄酮类酸性最强的是（　　　）

  A. 7-羟基黄酮   B. 4′-羟基黄酮 C. 3′,4′-二羟基黄酮

  D. 7,4′-二羟基黄酮   E. 3,5-二羟基黄酮

7. 锆盐-枸橼酸反应中先显黄色，加入枸橼酸后颜色显著减退的是（　　　）

  A. 黄酮醇   B. 5-羟基黄酮 C. 7-羟基黄酮

  D. 4′-羟基黄酮醇   E. 7,4′-二羟基黄酮

8. 四氢硼钠反应用于鉴别（　　　）

  A. 黄酮、黄酮醇   B. 异黄酮

  C. 二氢黄酮、二氢黄酮醇   D. 查耳酮

  E. 花色素

9. 黄酮苷类化合物不能采用的提取方法是（　　　）

  A. 酸提碱沉   B. 碱提酸沉   C. 甲醇提取

  D. 乙醇提取   E. 沸水提取

10. 具邻位酚羟基的黄酮用碱水提取时，保护邻位酚羟基的方法是（　　　）

  A. 加四氢硼钠还原   B. 加醋酸铅沉淀 C. 加硼酸络合

  D. 加三氯甲烷萃取   E. 加硅胶吸附

11. pH梯度萃取法分离黄酮苷元类化合物，加碱液萃取的顺序应是（　　　）

  A. $NaOH \rightarrow Na_2CO_3 \rightarrow NaHCO_3$ B. $NaHCO_3 \rightarrow Na_2CO_3 \rightarrow NaOH$

  C. $NaOH \rightarrow NaHCO_3 \rightarrow Na_2CO_3$ D. $NaHCO_3 \rightarrow NaOH \rightarrow Na_2CO_3$

  E. $Na_2CO_3 \rightarrow NaHCO_3 \rightarrow NaOH$

12. 某药材的醇提液遇盐酸-镁粉出现紫红色，说明药材溶液中含有（　　　）

  A. 香豆素类化合物   B. 蒽醌类化合物 C. 黄酮类化合物

D. 生物碱　　　　　　　　　E. 强心苷

13. 构成黄酮类化合物的基本骨架是（　　　）

A. C_6-C_6　　　　　　　B. C_6-O-C_6　　　　　　C. C_6-C_3

D. C_6-C-C_6　　　　　　E. C_6-C_3-C_6

14. 黄酮类化合物多显酸性是因为结构中含有（　　　）

A. 氧原子　　　　　　　　　B. 羧基　　　　　　　　　　C. 苯环

D. 双键　　　　　　　　　　E. 酚羟基

15. 当药材中含有较多的黏液质、果胶时，采用碱液提取黄酮类化合物时宜选用
（　　　）

A. 1% NaOH　　　　　　　B. 5% NaOH　　　　　　　C. 5% Na_2CO_3

D. 饱和石灰水　　　　　　　E. 氨水

B型题（16~24题）

A. 槲皮素　　　　　　　　　B. 矢车菊素　　　　　　　C. 大豆素

D. 木犀草素　　　　　　　　E. 甘草苷

16. 属于黄酮类化合物的是（　　　）

17. 属于异黄酮类化合物的是（　　　）

18. 属于黄酮醇类化合物的是（　　　）

19. 属于花色素类化合物的是（　　　）

20. 属于二氢黄酮类化合物的是（　　　）

A. 无色　　　　　　　　　　B. 黄色　　　　　　　　　　C. 橙黄色

D. 红色　　　　　　　　　　E. 蓝色

21. 黄酮的颜色通常为（　　　）

22. 二氢黄酮的颜色通常为（　　　）

23. 查耳酮的颜色通常为（　　　）

24. pH<7时花色素的颜色通常为（　　　）

X型题（25~28题）

25. 黄酮类化合物结构的主要分类依据为（　　　）

A. 三碳链的氧化程度　　　B. 是否连接糖链　　　　　C. B环连接位置

D. 是否有—OH取代　　　　E. 三碳链是否成环

26. 中药槐米中的主要有效成分（　　　）

A. 是芦丁　　　　　　　　　　B. 可用碱溶酸沉法提取

    C. 不能与四氢硼钠反应　　　D. 能与硼酸发生络合反应

    E. 在冷水和热水中的溶解度相差悬殊

27. 芸香糖由（　　）组成

    A. 葡萄糖　　　　　　　　B. 半乳糖　　　　　　　C. 木糖

    D. 鼠李糖　　　　　　　　E. 阿拉伯糖

28. 结构母核中无羰基的黄酮是（　　）

    A. 黄酮醇　　　　　　　　B. 二氢黄酮　　　　　　C. 黄烷醇

    D. 异黄酮　　　　　　　　E. 花色素

二、 简答题（29~30题）

29. 简述采用碱提酸沉法提取黄酮类成分时应注意的问题。

30. 列出黄酮化合物的显色反应试剂、现象及反应对象。

（李子静）

实训三　槐米中芦丁的提取分离与检识

【实训目标】

1. 能够熟练运用煎煮法、沉淀法、结晶法等基本操作技术提取分离、精制槐米中的芦丁。

2. 学会用化学法和聚酰胺色谱法检识芦丁，并能综合分析实训结果得出合理的结论。

3. 熟知实训操作过程及注意事项。

4. 正确处理实训过程中产生的废水和废弃溶剂。

【实训原理】　槐米为豆科植物槐（*Sophora japonica* L.）的干燥花蕾，我国大部分地区都有分布。槐米具有凉血止血、清肝泻火的功效，用于血热出血症，肝火上炎之目赤、头痛等。

槐米的主要化学成分为芦丁，亦称芸香苷，含量可高达23%，临床上多用于毛细血管脆性引起的出血症，也可用于高血压症的辅助性治疗。槐米除了含有芦丁外，还含有槲皮素、皂苷、白桦脂醇、鞣质和多糖等成分。

芦丁为黄酮醇苷，是由槲皮素的3-OH与芸香糖之间脱去一分子的水而形成的双糖苷；纯品为淡黄色粉末或淡黄色针晶，含三分子结晶水；芦丁不溶或难溶于冷水，易溶于碱性水溶液，在其他有机溶剂中溶解度也很小。其溶解度规律如下：

水　　1：8 000～1：10 000（冷）　1：200（沸）

乙醇　1：650　　　（冷）　　易溶　（沸）

甲醇　1：100　　　（冷）　　1：7　（沸）

芦丁

芦丁的结构中含有较多的酚羟基而显酸性，用碱溶酸沉法进行提取和分离；又利用芦丁在冷、热水中溶解度的显著差异对其进行纯化和精制。

【实训内容】

一、试药和仪器

槐米、0.4%的硼砂水、石灰乳、浓盐酸、5% α-萘酚醇溶液、95%乙醇、浓硫酸、镁粉、正丁醇、乙酸、1%三氯化铝醇溶液。

烧杯、电炉（酒精灯）、玻棒、漏斗、试管、层析缸、聚酰胺色谱板、紫外灯、尺子、铅笔。

二、实训步骤

1. 提取　将300ml 0.4%的硼砂水溶液加热煮沸，然后加入槐米粗粉30g，继续直火加热煮沸3min，搅拌下小心用石灰乳调pH 8～9，继续小火加热保持微沸30min（期间注意补充水分，保持体积和碱度不变），脱脂棉滤过；药渣加水200ml，依上法继续煎煮20min，脱脂棉滤过，合并两次滤液。

2. 分离　将上一步收集滤液于65℃水浴保温，小心用浓盐酸调pH 3～4，放置过夜，使之充分沉淀。沉淀减压抽滤，水洗至中性，50℃干燥，得芦丁粗品（称量）。

3. 精制　将粗品研细投入沸水（比例为1g：200ml）中，继续加热直至成分全部溶解，趁热抽滤。滤液放冷至室温，芦丁析出。抽滤沉淀并水洗，得精制芦丁（称量）。

4. 检识　取自制芦丁少许于试管中，加入95%乙醇适量，水浴加热使之溶解，放冷滤过，得供试液。

（1）芦丁的化学检识

1）α-萘酚-浓硫酸反应：取供试液2ml于试管中，滴加5%α-萘酚溶液2滴，摇匀，再沿试管壁加入10滴浓硫酸（切忌振摇），观察交界面有何现象，并作好记录。

2）盐酸-镁粉反应：取供试液2ml于试管中，加入少许镁粉，再向试管中滴加浓盐酸数滴，观察有何现象，并作好记录。

（2）芦丁的聚酰胺色谱检识

吸附剂：聚酰胺。

展开剂：正丁醇-乙酸-水（4∶1∶5，上层）。

供试品：0.5%芦丁乙醇供试品溶液。

对照品：0.5%芦丁乙醇对照品溶液。

显色：自然光下观察色斑或喷1% $AlCl_3$乙醇液后于紫外灯下观察。

【实训注意】

1. 药材槐米在提取前可适当压碎，这样可以提高效率，节约提取时间或提取次数（本实验可一次性加入500~600ml硼砂水提取一次，时间30min）；由于槐米为花果类药材，含有大量的果胶、树胶、黏液质，所以用石灰乳代替其他碱液进行提取效果最好。

2. 用沸硼砂水提取的原因：一是破坏共存酶的活性，防止芦丁水解；二利用H_3BO_3能与芦丁结构中的邻二酚羟基形成络合物，保护邻二酚羟基在碱性条件下加热提取的稳定性。不过碱化时pH过大仍可能造成黄酮基本母核的裂解，所以应严格控制pH在8~9范围内。

3. 酸化沉淀时，酸浓度过大或局部酸浓度过大都将导致锌盐的生成，从而影响芦丁的收得率，因此pH不宜调得过急、过低。若锌盐一经形成，可用水稀释的办法消除。

4. 粗品精制时，一定要让芦丁充分溶解，即溶液中见不到黄色不溶物。抽滤时由于一次不能完成，因此应注意保温，避免芦丁因降温而析出；另外抽滤时应勤换抽滤纸，以加快抽滤速度。

【实训结果】

1. 提取　槐米____g，加石灰水调pH____，第一次提取液____ml，两次滤液合并共＿＿ml，呈＿＿色。

2. 分离　加浓盐酸调pH＿＿，出现＿＿现象，放置过夜，抽滤得＿＿色的＿＿粗品。

3. 精制　取水＿＿ml，粗品加热溶解后溶液呈＿＿色，抽滤，放冷沉淀，抽滤得＿＿色的＿＿精制品。

4. 检识

（1）化学检识（见实训表3-1）

实训表 3-1　芦丁的化学检识

检识项目	现象	结果分析
α-萘酚-浓硫酸反应		
盐酸-镁粉反应		

（2）色谱检识

吸附剂：＿＿＿＿＿＿＿＿＿＿＿＿＿＿。

展开剂：＿＿＿＿＿＿＿＿＿＿＿＿＿＿。

对照品：＿＿＿＿＿＿＿＿＿＿＿＿＿＿。

供试品：＿＿＿＿＿＿＿＿＿＿＿＿＿＿。

斑点颜色：① 可见光下观察＿＿＿＿＿＿；

　　　　　② 喷1% $AlCl_3$乙醇液后在紫外光下观察＿＿＿＿＿。

测量及计算：请将色谱检识图谱画在下面空白处并标注出测量结果。

色谱结果分析：＿＿＿＿＿＿＿＿＿＿＿＿＿＿＿＿＿＿＿＿＿＿＿＿＿＿。

【实训检测】

1. 提取槐米中的芦丁本实验采用的方法是什么？依据什么原理？

2. 你认为实验中应重点注意哪些问题？

3. 如何鉴定芦丁？

（李子静）

第四节 香豆素

预习提示

- 有机化学中酯的概念、化学性质等。
- 糖和苷类概述中苷的类型、苷的理化性质。
- 香豆素类化合物的结构特点、理化性质。内酯及酚羟基的特性。

学习目标

- 掌握香豆素类化合物的结构分类、理化性质。
- 熟悉香豆素类化合物的提取分离方法。
- 了解香豆素类化合物的存在分布、主要生物活性。
- 学会通过香豆素类化合物的结构特点，推断香豆素类化合物的理化性质，进而具有对药材中的香豆素类成分进行提取分离的能力。
- 天然药物可以防治疾病，人与自然应互利共赢。

🔵 情境导入

情境描述：

葡萄柚又称为西柚，是人们日常生活中常见的水果，因为含有丰富的维生素A、维生素B₁、维生素B₂和维生素C，还含有柠檬酸钠、钾、钙等矿物质而受到许多人的喜爱。但是2012年11月26日加拿大的研究人员在《加拿大医学会会刊》上发表论文指出，他们发现85种药物能与西柚汁发生反应，其中多数是常用药，例如降胆固醇药、抗生素和用于治疗高血压的钙通道阻滞药，有43种会导致严重的药物副作用，包括猝死、急性肾衰竭、呼吸衰竭、肠胃出血等。研究人员称，导致副作用的罪魁祸首是西柚中含有的一种化学物质——呋喃香豆素。

学前导语：

西柚中富含呋喃香豆素，它可抑制人体内分解药物的酶的活性，从而导致进入血液的药量倍增。研究人员指出，即便在服药前几个小时吃西柚或喝西柚汁，也可能发生药物反应。可与药物发生类似反应的不仅有西柚汁，还包括所有的柑橘类水果及其果汁，例如柑橘、橙子、柚子等。因此，建议人们服用这类药物时应避免进食西柚。

同学们，这个事例告诉我们日常生活中不能因某种食物营养价值高而过多食用，应注意营养均衡、科学搭配。作为药学相关专业的学生，今后在进行药学服务时，应注意提醒患者服药期间注意饮食的合理性和科学性，避免服用与药物发生相互作用的食品，以免发生不良反应影响患者生命健康。

通常把分子中具有苯骈 α-吡喃酮结构母核的一系列天然化合物，称为香豆素。其结构也可视为由顺式邻羟基桂皮酸经过分子内脱水反应生成的内酯类化合物，其基本骨架为 C_6-C_3。由于是从豆科植物中获得又具有芳香气味而得名。

顺式邻羟基桂皮酸 → 苯骈 α-吡喃酮

香豆素类成分主要存在于高等植物中，如芸香科、豆科、伞形科、茄科、菊科、兰科、五加科、木犀科等植物中常见，在低等植物中少见。常用的天然药物秦皮、白芷、前胡、岩白菜、茵陈、补骨脂、蛇床子和肿节风中都含有香豆素类化合物，其在自然界中主要以香豆素苷元或香豆素苷的形式存在。

香豆素类化合物具有多方面的生物活性，是天然药物中一类重要的活性成分。如补骨脂中的补骨脂内酯及其衍生物花椒毒内酯具有抗结核分枝杆菌活性，而且花椒毒内酯还有光敏作用，可用于治疗白斑病；秦皮中的七叶内酯和七叶苷是治疗细菌性痢疾的有效成分；蛇床子中的成分蛇床子素可用于杀虫止痒；前胡中的白花前胡甲素和白花前胡乙素具有扩张血管的作用。

一、结构分类

香豆素类化合物根据其取代基以及与取代基的连接方式不同可分为以下类型，结构类型及代表化合物见表3-7。

表 3-7　香豆素类的结构类型及代表化合物

结构类型（特点）		代表化合物	来源及功效
简单香豆类	只在苯环上有取代基	 伞形花内酯	存在于伞形科植物胡萝卜的根中，具有抗菌、降压、抗癌作用

结构类型（特点）		代表化合物	来源及功效
呋喃香豆类	线型（6,7-呋喃香豆素）	补骨脂素	存在于豆科植物补骨脂的干燥成熟果实中，具有光敏作用，可用于治疗白癜风，有腐蚀性。吸入和接触皮肤能引起过敏
呋喃香豆类	角型（7,8-呋喃香豆素）	白芷内酯	存在于豆科植物补骨脂的果实中，具有中枢抑制、解痉的作用
吡喃香豆类	线型（6,7-吡喃香豆素）	花椒内酯	存在于芸香科植物美洲花椒中，具有解痉、抑制癌细胞的作用
	角型（7,8-吡喃香豆素）	邪蒿内酯	存在于伞形科植物邪蒿的果实中，具有显著的抗真菌作用
异香豆素类	属于香豆素的异构体，其1-位氧和2-位羰基位置互换	岩白菜素	存在于虎耳草科植物岩白菜的干燥根茎中，具有止血止咳作用
其他香豆素类	苯环和α-吡喃酮环上都有取代基	黄檀内酯	存在于豆科印度黄檀植物的心材中，具有微弱的抗凝血作用及显著的增加冠状动脉流量的作用

结构类型（特点）	代表化合物	来源及功效
双香豆素类	两个香豆素分子通过碳-碳键或醚键相互连接 紫苜蓿酚	存在于豆科首蓿属植物的腐败全草中，牛羊食后由于其抗凝血作用而出血致死

备注：苷元上常见的取代基为羟基（—OH）、甲氧基（—OCH_3）等。

🔗 **知识链接**

从三叶草剧毒之谜到抗凝药华法林的诞生

1921年，在加拿大和美国北部很多牧场里的牛羊似乎都得了一种奇怪的疾病，牛羊们一旦身上有了伤口，比如手术后或者外伤后血液都无法凝固，而出现出血不止而死去的现象，由于发生时间相近，当时人们认为它们是患上了某种流行性感染。为了调查原因，加拿大的兽医弗兰克·斯科菲尔德四处奔波进行流行病学统计，发现那年冬天比较温暖潮湿，农场主收割存放的大量牧草均发霉变质，推测牛羊正是吃了这种牧草后才出血不止的。于是他做了个实验，把新鲜和发霉的牧草分别喂给兔子，果然，吃了发霉牧草的兔子出现异常出血，而吃了新鲜牧草的兔子并无异常。最后得出结论认为是腐烂变质的三叶草（首蓿）造成了牛羊的出血不止，1924年他以此发表了称为"三叶草病"的论文。

十年后，化学副教授林克根据斯科菲尔德的研究，对三叶草进行提取后，发现新鲜三叶草中的单香豆素成分本身没有抗凝的作用，只有当三叶草发霉后产生的双香豆素成分才具有抗凝作用。林克由此萌生了把它做成老鼠药的想法，于是将双香豆素成分进行结构改造制成了一种更加强效的抗凝药"华法林"。华法林用作鼠药应用了数年后，人们开始了将华法林开发成抗凝药的研究，至1954年华法林终于正式批准用于人体抗凝、抗血栓。

❓ **课堂互动**

写出香豆素的基本结构，依据结构特征判断香豆素类化合物可能具有的理化性质。

二、理化性质

（一）性状

香豆素苷元多数具有结晶性，有一定的熔点，分子量小的还具有芳香气味、挥发性与升华性，可用水蒸气蒸馏法或升华法对其进行提取；具有C_7-OH取代的香豆素在紫外光下大多数显蓝色或蓝绿色的荧光，在碱性溶液中荧光更强烈。

香豆素苷一般呈粉末或结晶状，不具有挥发性与升华性。

（二）溶解性

基本符合一般苷和苷元的溶解通性。

香豆素苷元易溶于乙醇、甲醇、乙醚、三氯甲烷有机溶剂中，也溶于沸水，难溶于冷水。香豆素苷类易溶于水、乙醇、甲醇，难溶于乙醚、三氯甲烷等极性较小的有机溶剂。

香豆素苷元和苷都可以溶解在碱水溶液中，因此，可以用碱溶酸沉法对其进行提取分离。

（三）与碱液作用

香豆素类化合物具有$\alpha,\beta-$不饱和内酯结构，在稀碱条件下可水解开环，反应生成水溶性的顺式邻羟基桂皮酸盐，酸化后又立即闭环形成脂溶性的内酯而沉淀析出。但如果香豆素经紫外线照射或碱液长时间加热、用NaOH（或KOH）醇溶液时，水解生成的顺式邻羟基桂皮酸盐会转变为反式邻羟基桂皮酸盐，再经酸化也不能环合成内酯。

香豆素类化合物的结构中往往还含有其他酯基，在内酯环发生碱水解时其他酯基也会发生水解。香豆素类成分与浓碱（20%~30% NaOH溶液）共沸，则内酯环破裂，其主要裂解产物是酚类或酚酸类。因此，碱溶酸沉法提取、分离香豆素类化合物时必须注意碱液的浓度，避免长时间加热，以防内酯环被破坏。

（四）检识

1. 化学检识

（1）异羟肟酸铁反应：香豆素类成分具有内酯结构，在碱性条件下可水解开环，与盐酸羟胺缩合成异羟肟酸，在酸性条件下再与Fe^{3+}络合而显红色。凡内酯结构均有此反应。

（2）三氯化铁试剂反应：香豆素类成分常具有酚羟基取代，在酸性条件下可与

$FeCl_3$溶液反应产生污绿色至蓝绿色沉淀。一般酚羟基数目越多，颜色越深。

（3）重氮化试剂反应：香豆素结构中酚羟基的邻位或对位无取代，可与重氮化试剂反应生成红色或紫红色的偶氮染料衍生物。

（4）Gibbs反应：香豆素类成分在碱性条件（pH 9~10）下内酯环水解生成酚羟基，如果其对位（6位）无取代，则可与2,6-二氯苯醌氯亚胺（Gibbs试剂）反应而显蓝色。利用此反应可判断香豆素分子中的C-6位是否有取代基存在。

（5）Emerson反应：此反应与Gibbs反应类似，香豆素类成分如在C-6位无取代，内酯环在碱性条件下开环后与Emerson试剂（4-氨基安替比林和铁氰化钾）反应生成红色缩合物。此反应可判断C-6位是否有取代基存在。

❓ **课堂互动** ————————————————————

1. 哪些化学检识方法可以判断出C-6位存在取代基？
2. 用化学方法区别6,7-二羟基香豆素和7-羟基-8-甲氧基香豆素。

··

2. 色谱检识

香豆素及其苷多呈中性或弱酸性，检识多采用吸附薄层色谱及纸色谱。

（1）吸附剂：常用硅胶，也可用中性和酸性氧化铝。

（2）展开剂：可采用中等极性的混合溶剂或偏酸性的混合溶剂，如以乙酸乙酯、丙酮等混合溶剂为主，在其中加入适量的甲酸。

（3）显色剂：因多数羟基香豆素在紫外线下有强烈的荧光，故可直接在紫外灯下观察荧光；若荧光不明显可喷10% KOH醇溶液增强荧光。除利用紫外灯观察外，还可用异羟肟酸铁试剂、三氯化铁试剂、重氮化试剂、Emerson试剂等进行显色。

（4）纸色谱：由于香豆素分子中具有酚羟基，显弱酸性，进行纸色谱时，在碱性溶液中呈离子状态，R_f值相对较小；用中性溶剂展开往往易产生拖尾现象；在酸性溶剂中香豆素呈分子状态，展开效果好。因此，常用正丁醇-乙酸-水（4:1:5，上层）为展开剂。

🔗 **知识链接** ·······································

荧光检识

香豆素类在可见光下为无色或浅黄色结晶。香豆素母核没有荧光，而羟基香豆素类在紫外线下多显蓝色或蓝绿色荧光，在碱溶液中荧光更为显著。香豆素类的荧光与分子中取代基的种类和位置有一定关系：一般在C-7位引入羟基即有强烈的蓝色荧光，甚至在可见光下也可辨认，加碱后可变为绿色荧光；但在C-7的邻位引入羟基，则荧光减弱或消失，如七叶内酯（6,7-二羟基香豆素）荧光较弱、白瑞香素（7,8-二羟基香豆素）不具荧光。香豆素的羟基若醚化，则荧光减弱，色调变紫，如七叶内酯二甲醚。呋喃香豆素多显蓝色或褐色荧光，但较弱。这一性质常用于色谱法检识香豆素。

三、提取分离

（一）溶剂提取法

香豆素类成分多以游离形式存在于植物中，部分以苷的形式存在，而且香豆素类化合物具有内酯结构，应根据不同的提取目的选择适当的溶剂和工艺进行提取。

1. 有机溶剂提取法　游离香豆素大多数具有亲脂性，可用极性小的溶剂如乙醚、三氯甲烷、乙酸乙酯等回流提取。香豆素苷类因极性增大而具有亲水性，可用极性大的溶剂如甲醇、乙醇或水加热提取。

2. 碱溶酸沉法　香豆素类化合物具有内酯结构，且多数有酚羟基，利用其能溶于热碱、加酸又析出的性质进行提取。流程如下：

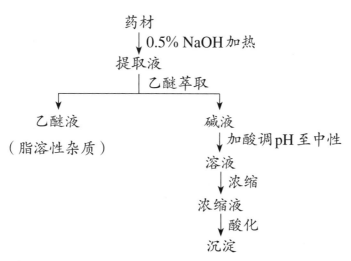

3. 系统溶剂法　当一种药材中同时存在多种香豆素时，常用石油醚、乙醚、乙酸乙酯、丙酮和甲醇顺次萃取。香豆素在石油醚中的溶解度不大，其萃取液浓缩后即可得结晶。乙醚是多数香豆素的良好溶剂，但亦能溶出其他脂溶性成分，如叶绿素、蜡质等。其他极性较大的香豆素和香豆素苷可用甲醇或乙酸乙酯等溶剂提取。

（二）实例1——秦皮中秦皮甲素、秦皮乙素的提取与分离

秦皮为木犀科植物苦枥白蜡树、白蜡树和尖叶白蜡树的干燥枝皮或干皮。具有清

热燥湿、收敛、明目等功效，用于热痢、泄泻、赤白带下、目赤肿痛等症。《中国药典》（2020年版）一部规定，秦皮中的质量控制成分秦皮甲素（七叶苷）、秦皮乙素（七叶内酯）的总量不得少于1.0%，两者结构如下：

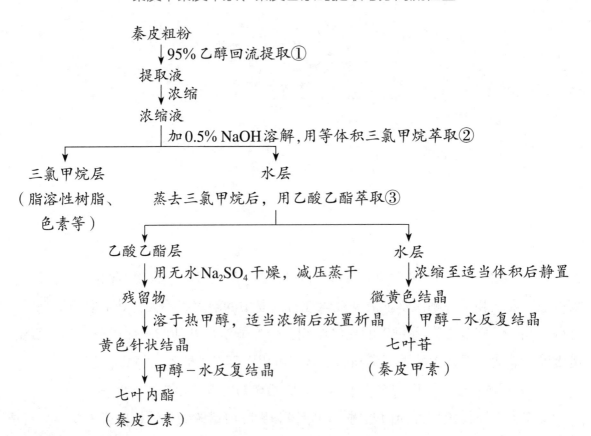

七叶苷（R=glc）

七叶内酯（R=H）

秦皮甲素的熔点为204～206℃，淡黄色针状结晶。符合香豆素苷的溶解通性，又含酚羟基，故既可溶于乙醇、沸水中，也可溶于碱水中，而难溶于亲脂性溶剂乙醚、乙酸乙酯、三氯甲烷。

秦皮乙素的熔点为268～270℃，黄色针状结晶。符合香豆素苷元的溶解通性，又含酚羟基，故既可溶于乙醇、乙酸乙酯中，也可溶于碱水中，但不可溶于极性更小的乙醚、三氯甲烷。

◎ **案例分析** ··

秦皮中秦皮甲素、秦皮乙素的提取与分离流程图

秦皮粗粉
↓ 95% 乙醇回流提取①
提取液
↓ 浓缩
浓缩液
↓ 加 0.5% NaOH 溶解,用等体积三氯甲烷萃取②

三氯甲烷层
（脂溶性树脂、色素等）

水层
蒸去三氯甲烷后, 用乙酸乙酯萃取③

乙酸乙酯层
↓ 用无水 Na₂SO₄ 干燥, 减压蒸干
残留物
↓ 溶于热甲醇, 适当浓缩后放置析晶
黄色针状结晶
↓ 甲醇－水反复结晶
七叶内酯
（秦皮乙素）

水层
↓ 浓缩至适当体积后静置
微黄色结晶
↓ 甲醇－水反复结晶
七叶苷
（秦皮甲素）

分析：①香豆素及其苷类可溶于乙醇，可用乙醇加热回流提取。此外，还可采用碱溶酸沉法提取。②在碱性条件下香豆素类成分可开环、成盐，增大了在水中的溶解度，用三氯甲烷萃取可除去提取液中的脂溶性杂质。③水层中的主要成分为秦皮甲素和秦皮乙素，根据其溶解性不同，用乙酸乙酯萃取。分离后，秦皮乙素在乙酸乙酯层，秦皮甲素在水层，两者得以分离。

（三）实例2——补骨脂中补骨脂素、异补骨脂素的提取与精制

补骨脂为豆科植物补骨脂的干燥成熟果实，具有温肾助阳、纳气平喘、温脾止泻作用，外用消风祛斑等。补骨脂含多种香豆素类成分，包括补骨脂素（补骨脂内酯）、异补骨脂素（异补骨脂内酯）和补骨脂次素等，具有光敏作用，是抗白癜风的主要有效成分。此外，补骨脂还含有黄酮类化合物。《中国药典》（2020年版）一部规定，补骨脂中的质量控制成分补骨脂素、异补骨脂素的总量不得少于0.70%，两者结构如下：

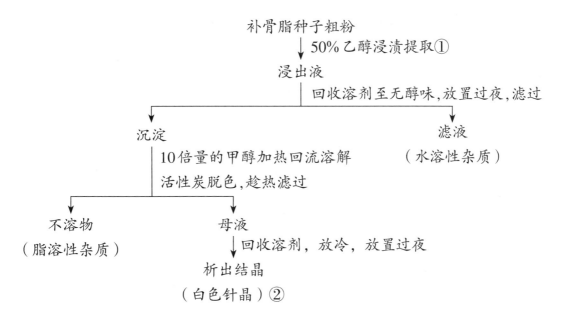

补骨脂素的熔点为189~190℃，异补骨脂素的熔点为138~139℃，两者均为白色细针状结晶，有升华性及蓝色荧光。具有香豆素苷元的通性，均能溶于甲醇、乙醇、丙酮、三氯甲烷、乙酸乙酯，微溶于水、乙醚，难溶于冷石油醚、四氯化碳。

案例分析

补骨脂中补骨脂素、异补骨脂素的提取与精制流程图

补骨脂种子粗粉
↓ 50%乙醇浸渍提取①
浸出液
↓ 回收溶剂至无醇味,放置过夜,滤过

沉淀　　　　　　　　　　　　　　　　滤液
↓ 10倍量的甲醇加热回流溶解　　　　（水溶性杂质）
↓ 活性炭脱色,趁热滤过

不溶物　　　　　母液
（脂溶性杂质）　↓ 回收溶剂,放冷,放置过夜
　　　　　　析出结晶
　　　　　　（白色针晶）②

分析：①补骨脂种子中除含香豆素类成分外，还含有大量的油脂和糖类成分，易与碱水发生皂化反应，形成胶状物，难以滤除，不适合用碱溶酸沉法提取。常选用50%乙醇提取，减少杂质提出。②白色针晶为补骨脂素与异补骨脂素的混合物，两者的含量比接近于1：1，混合物的进一步分离可采用色谱法。

知识链接

苯丙素

结构中含有一个或数个C_6-C_3结构单元的天然化合物统称苯丙素。包括香豆素、苯丙酸、木脂素等。

天然药物中的苯丙酸主要是桂皮酸的衍生物，含有1个C_6-C_3结构单元，有对羟基桂皮酸、间羟基桂皮酸、邻羟基桂皮酸等，通常以结合成酯的形式存在。苯丙酸多呈白色结晶，易溶于乙醇、丙酮、甲醇等极性溶剂，微溶于乙酸乙酯，难溶于三氯甲烷、乙醚等亲脂性有机溶剂。樟科植物肉桂的干燥树皮中含有桂皮酸、桂皮醛、桂皮醇等。《中国药典》（2020年版）一部规定将桂皮醛作为肉桂的质量控制成分，总量不得少于1.5%。

对羟基桂皮酸　　$R_1=R_2=H$，$R_3=OH$　　　　桂皮酸　　$R=COOH$

间羟基桂皮酸　　$R_1=R_3=H$，$R_2=OH$　　　　桂皮醛　　$R=CHO$

邻羟基桂皮酸　　$R_2=R_3=H$，$R_1=OH$　　　　桂皮醇　　$R=CH_2OH$

木脂素是由2~4个苯丙素（C_6-C_3）分子聚合而成的一类天然化合物，其中以2个C_6-C_3结构单元最为常见，常见含木脂素的药材有厚朴、五味子、牛蒡子等。具有保肝、抗氧化、抗肿瘤、抗病毒等生物活性。木脂素多数呈无色结晶，少数有升华性，无挥发性。苷元难溶于水，能溶于三氯甲烷、乙酸乙酯、乙醚、乙醇等，苷可以溶于水。木兰科植物厚朴或凹叶厚朴的干燥干皮含有厚朴酚与和厚朴酚等。《中国药典》（2020年版）一部规定将厚朴酚与和厚朴酚作为厚朴的质量控制成分，总量不得少于1.6%。

厚朴酚

节末小结

1. 香豆素类化合物是一类具有苯骈α-吡喃酮母核的天然产物的总称，结构中常有羟基取代。

2. 香豆素类化合物可分为简单香豆素类、呋喃香豆素类、吡喃香豆素类、其他香豆素类。

3. 分子量小的游离香豆素具有升华性、挥发性和芳香气味。

4. 游离香豆素类的极性小，香豆素苷的极性大。

5. 香豆素类化合物具有α,β-不饱和内酯结构，在稀碱条件下可发生碱水解反应。

6. 提取香豆素类成分常采用乙醇提取法或碱溶酸沉法。

7. 具有内酯结构的化合物可用异羟肟酸铁试剂检识。

8. Gibbs反应、Emerson反应是香豆素专属反应，检识香豆素6位有无酚羟基取代。

9. 《中国药典》（2020年版）一部规定：秦皮的质量控制成分是秦皮甲素、秦皮乙素；补骨脂的质量控制成分是补骨脂素、异补骨脂素。

思考与练习

一、 选择题

A型题（1~5题）

1. 香豆素的基本母核为（　　　）

   A. 苯骈β-吡喃酮环　　　B. 苯骈α-吡喃酮环　　　C. 苯骈γ-吡喃酮环

   D. 苯骈α-呋喃酮环　　　E. 苯骈β-呋喃酮环

2. 下列化合物属于香豆素的是（　　　）

   A. 大黄酸　　　　　　　B. 小檗碱　　　　　　　C. 补骨脂素

   D. 槲皮素　　　　　　　E. 芸香苷

3. 香豆素苷元不能用何种溶剂进行提取（　　　）

   A. 甲醇　　　　　　　　B. 乙醇　　　　　　　　C. 乙醚

   D. 冷水　　　　　　　　E. 碱水

4. 羟基香豆素类化合物在紫外线下显何种颜色的荧光（　　　）

   A. 黄色　　　　　　　　B. 蓝色　　　　　　　　C. 绿色

D. 紫色　　　　　　　　　E. 红色

5. 香豆素与Emerson试剂反应生成（　　　）

A. 黄色缩合物　　　　　B. 红色缩合物　　　　C. 蓝色缩合物

D. 紫色缩合物　　　　　E. 绿色缩合物

B型题（6～12题）

A. 简单香豆素　　　　　B. 呋喃香豆素　　　　C. 吡喃香豆素

D. 异香豆素　　　　　　E. 双香豆素

6. 中药补骨脂中的补骨脂素属于（　　　）

7. 中药邪蒿中的邪蒿内酯属于（　　　）

8. 中药秦皮中的七叶苷属于（　　　）

9. 中药岩白菜中的岩白菜素属于（　　　）

A. 内酯环　　　　　　　B. 酚羟基　　　　　　C. 苯环

D. C-6位是否有取代基　E. 甲氧基

10. 三氯化铁反应可检识香豆素中的（　　　）

11. 异羟肟酸铁反应可检识香豆素中的（　　　）

12. Emerson反应可检识香豆素中的（　　　）

X型题（13～18题）

13. 游离香豆素的提取方法有（　　　）

A. 水蒸气蒸馏法　　　　B. 碱溶酸沉法　　　　C. 系统溶剂法

D. 色谱法　　　　　　　E. 分馏法

14. 小分子香豆素类化合物具有（　　　）

A. 碱性　　　　　　　　B. 水溶性　　　　　　C. 挥发性

D. 升华性　　　　　　　E. 香味

15. 香豆素的检识方法有（　　　）

A. 异羟肟酸铁反应　　　B. Emerson反应　　　C. 三氯化铁反应

D. 荧光检识　　　　　　E. Gibbs反应

16. 香豆素苷难溶于（　　　）

A. 甲醇　　　　　　　　B. 乙醇　　　　　　　C. 三氯甲烷

D. 水　　　　　　　　　E. 乙醚

17. 下列成分属于香豆素类的是（　　　）

A. 小檗碱　　　　　　　B. 大黄酸　　　　　　C. 补骨脂素

D. 七叶苷 E. 花椒内酯

18. 用薄层色谱对香豆素类成分进行检识时，吸附剂可以采用（ ）

A. 硅胶 B. 中性氧化铝 C. 酸性氧化铝

D. 碱性氧化铝 E. 活性炭

二、 简答题（19～22题）

19. 写出香豆素类化合物的基本母核，分析其结构特征。

20. 用碱溶酸沉法从中药粗粉中提取、分离香豆素类成分时应注意什么问题？

21. 香豆素类化合物可采用哪些方法进行检识？

22. 写出碱溶酸沉法提取香豆素类成分的工艺流程。

（张晓君）

第五节 强心苷

预习提示

- 强心苷的概念、存在形式与分布、生物活性。
- 强心苷的类型、理化性质。
- 强心苷的提取与分离方法、检识方法。

学习目标

- 掌握强心苷的概念、生物活性、理化性质。
- 熟悉强心苷的结构分类及化学检识的方法。
- 了解强心苷的分布、存在形式、提取与分离的方法。
- 学会根据苷类的理化性质选择提取原生苷与次生苷的方法。

情境导入

情境描述：

某医院急诊科收治了一位病人，医生检查后发现，病人严重呼吸困难，呼吸频率达40次/min，端坐呼吸，面色灰白，大汗淋漓，频发咳嗽，咳出大量粉红色泡沫样痰。医生诊断为急性左心衰竭，立即用毛花苷丙（西地兰）静脉缓注并配合其他方法治疗。

学前导语：

西地兰即是强心苷的一种，是药房常备药物之一，类似的药物还有地高辛等。其中毛花洋地黄苷丙的苷元结构属于甲型强心苷类。常见强心苷类药物见表3-8。

表3-8 常见强心苷类药物

类别	药物名称	给药法	显效时间
慢效	洋地黄毒苷	口服	4h
中效	地高辛	口服	1~2h
速效	西地兰	静脉注射	10~30min

如果您是药品调剂员，请您思考：为什么采用静脉注射西地兰急救？

强心苷是存在于植物界中的一类对心脏有显著生理活性的甾体苷类化合物。

强心苷主要分布于玄参科、夹竹桃科，在百合科、十字花科、毛茛科、豆科中也有分布。人类已从植物界十几个科的一百多种植物中得到千余种强心苷类化合物，目前临床应用强心苷类药物达三十余种，如从玄参科植物毛花洋地黄中提取分离得到西地兰和地高辛；从夹竹桃科植物黄花夹竹桃果仁中获得黄夹苷；从百合科植物铃兰的叶子和花中获得铃兰毒苷。

强心苷是一类选择性作用于心脏的化合物，能增强心肌收缩力，降低窦性频率，临床上主要用于治疗慢性心功能不全（心力衰竭），还可治疗某些心律失常，尤其是室上性心律失常。另外某些强心苷化合物有细胞毒活性，动物实验表明可抑制肿瘤。

🔗 知识链接 ·····················

强心苷的作用机制与应用

强心苷的正性肌力作用的机制主要是抑制细胞膜结合的Na^+，K^+-ATP酶，致使心肌细胞内游离Ca^{2+}浓度升高。目前认为Na^+，K^+-ATP酶是强心苷的特异性受体，强心苷与其结合，抑制酶的活性，使Na^+、K^+离子转运受到抑制，结

果细胞内 Na^+ 逐渐增加，K^+ 逐渐减少，从而使胞内 Na^+ 与胞外 Ca^{2+} 进行交换，使细胞内 Ca^{2+} 浓度升高，从而加强心肌收缩力，属于选择性强心作用的药物，故称强心苷，临床上主要用以治疗慢性心功能不全、室上性心律失常。

一、结构分类

强心苷的结构是由强心苷元和苷糖两部分组成。

（一）强心苷元部分

天然的强心苷元是C-17侧链为不饱和内酯环的甾体化合物。基本母核如下：

R=五元或六元不饱和内酯环

强心苷元基本母核的结构特点如下：

1. 甾体母核由17个碳原子组成A、B、C、D四个环，稠合方式为A/B环有顺式、反式，多数为顺式；B/C环反式；C/D环顺式。

2. 基本母核中C-3、C-14位常有羟基取代，强心苷中的糖部分均是与C-3位的羟基缩合形成苷；母核其他位置也可能有羟基、羰基或双键的存在。

3. C-10、C-13、C-17的取代基均为 β 型，C-10位多为甲基或醛基、羟甲基、羧基等含氧基团；C-13位为甲基取代；C-17位侧链为不饱和内酯环取代。

根据C-17位不饱和内酯环的不同，强心苷元可分为甲型强心苷元和乙型强心苷元两类，见表3-9。

表3-9　强心苷元的结构类型及代表化合物

结构类型（特点）	代表化合物	来源及功效
甲型强心苷元：C-17侧链为五元不饱和内酯环，称强心甾烯型，在已知强心苷元中，大多数属于此类	 洋地黄毒苷元	玄参科植物洋地黄，药用根茎，具有增强心肌收缩力、减慢心率的作用

続表

结构类型（特点）	代表化合物	来源及功效
乙型强心苷元：C-17侧链为六元不饱和内酯环，称海葱甾烯型或蟾酥甾烯型，自然界中仅发现少数	海葱苷元	风信子科植物海葱，药用球茎，可内服外敷，舒筋活血，对于跌打扭伤、肌肉疲劳有恢复作用，可治疗心力衰竭

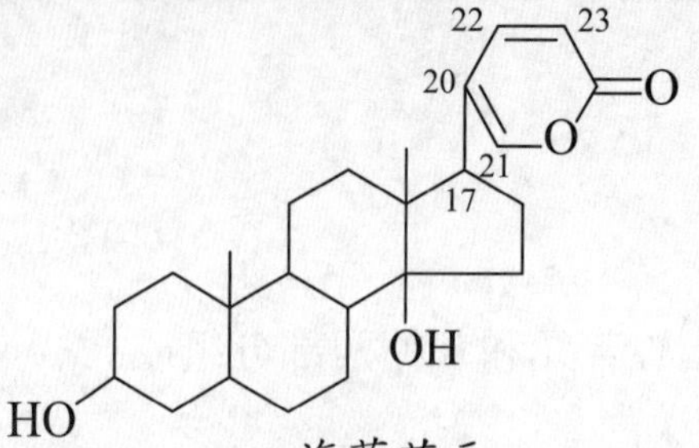

（二）糖部分

强心苷中的糖部分，有常见的6-去氧糖，如L-鼠李糖，还有一类独特的糖，即2,6-去氧糖，如D-洋地黄毒糖、D-加拿大麻糖等，由于其只存在于强心苷中，故可作为区别于其他苷类的重要特征之一。

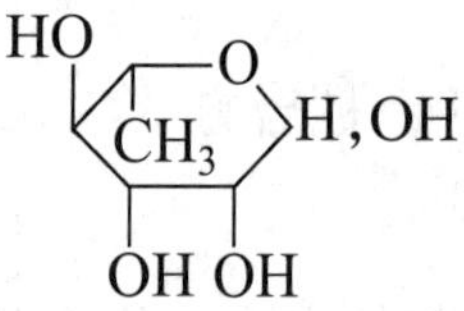

L-鼠李糖　　　D-洋地黄毒糖　　　D-加拿大麻糖

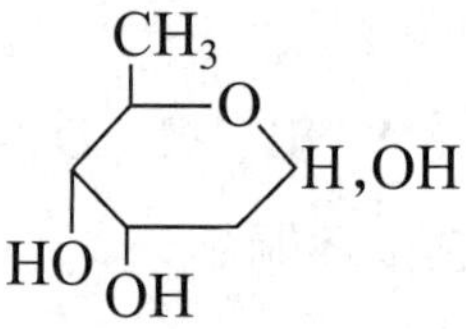

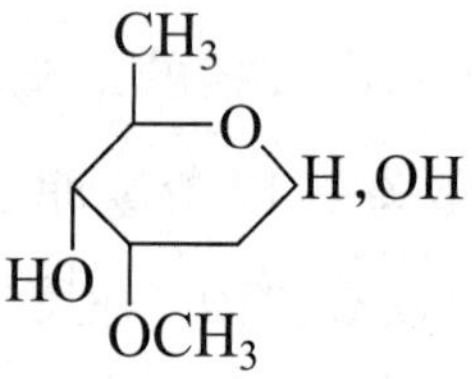

（三）苷元与糖的连接

强心苷中的糖与苷元的C_3-OH缩合形成单糖链苷，最多可连接5个糖分子。强心苷元与糖的连接方式可分为以下三种类型（植物界存在的强心苷中，以Ⅰ、Ⅱ型较多，Ⅲ型较少）：

Ⅰ型：苷元C_3-O-（2,6-去氧糖）$_x$-（D-葡萄糖）$_y$，如毛花洋地黄苷丙。

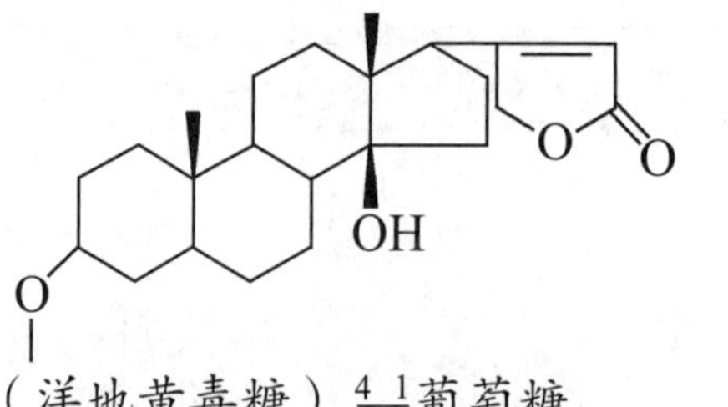

（洋地黄毒糖）$_3$$\frac{4-1}{}$葡萄糖
毛花洋地黄苷丙

Ⅱ型：苷元C_3-O-（6-去氧糖）$_x$-（D-葡萄糖）$_y$，如黄夹苷甲。

$$黄花夹竹桃糖 \overset{4}{\underline{\quad}}\overset{1}{\quad} 葡萄糖 \overset{6}{\underline{\quad}}\overset{1}{\quad} 葡萄糖$$

黄夹苷甲

Ⅲ型：苷元C$_3$-O-（D-葡萄糖）$_y$，如乌沙苷。

$$葡萄糖 \overset{6}{\underline{\quad}}\overset{1}{\quad} 葡萄糖$$

乌沙苷

> ❓ **课堂互动**
>
> 试比较甲型强心苷元与乙型强心苷元在结构上的异同。

二、理化性质

（一）性状

强心苷多为无定形粉末或无色结晶，有旋光性，多为左旋，味苦，对黏膜有刺激性。

（二）溶解性

强心苷一般可溶于水、醇、丙酮等极性溶剂，微溶于乙酸乙酯、含醇三氯甲烷，几乎不溶于乙醚、石油醚等亲脂性溶剂。强心苷元易溶于三氯甲烷等亲脂性溶剂，一般难溶于水。不同种类的强心苷水溶性差异较大，强心苷的溶解性和分子中所含糖的数目、种类、苷元所含的羟基数目及位置有关。一般来说，原生苷分子中含糖基数目多，亲水性比它的次生苷、苷元强；强心苷分子中羟基数越多，亲水性越强，水溶性越大。如乌本苷为单糖苷，苷元部分有5个羟基，分子中共有8个羟基，能溶于水（冷水1：75，沸水1：5），难溶于三氯甲烷；而洋地黄毒苷虽为三糖苷，均为2,6-去氧糖，分子中总羟基只有5个，在水中几乎不溶（1：100 000），在三氯甲烷中可溶（1：40）；此外，分子中羟基如形成分子内氢键则亲水性降低。

（三）水解性

强心苷的苷键可被酶或酸催化水解，分子中的内酯环、酰基可被碱水解。苷键的水解难易和水解产物因为糖的不同会有差异。

1. 酶水解　植物中有相应的水解酶共存，酶水解有较强的专一性，主要水解糖链上的葡萄糖基，生成次生苷和分子数目不等的葡萄糖。如毒毛旋花子中同时存在β-D-葡萄糖酶和毒毛旋花子双糖酶，它们酶水解的产物分别是：

$$K-毒毛旋花子苷 \xrightarrow{\beta-D-葡萄糖酶} K-毒毛旋花子次苷 + \beta-D-葡萄糖$$

$$K-毒毛旋花子苷 \xrightarrow{毒毛旋花子双糖酶} 加拿大麻苷 + 2(\beta-D-葡萄糖)$$

植物中不存在水解去氧糖的酶，故酶水解不能使苷元与去氧糖之间的键水解，也不能使去氧糖与去氧糖之间的键水解，故酶水解产物常为次生苷和葡萄糖。

其他生物中的水解酶也能水解某些强心苷。如蜗牛消化酶，它是一种混合酶，几乎可水解强心苷中的所有苷键，强心苷分子中的糖链逐步水解，最终获得苷元。

2. 酸水解

（1）温和酸水解：用0.02mol/L的稀盐酸或稀硫酸在含水乙醇中经半小时至数小时加热回流，可使Ⅰ型强心苷水解成为苷元和糖。强心苷元与2,6-去氧糖之间、2,6-去氧糖与2,6-去氧糖之间的糖苷键易被酸水解而断裂；而2,6-去氧糖与葡萄糖之间的苷键在此条件下不易断裂。水解产物常常得到苷元、2,6-去氧糖以及2,6-去氧糖与D-葡萄糖连接的二糖或三糖。如：紫花洋地黄苷甲的稀酸水解：

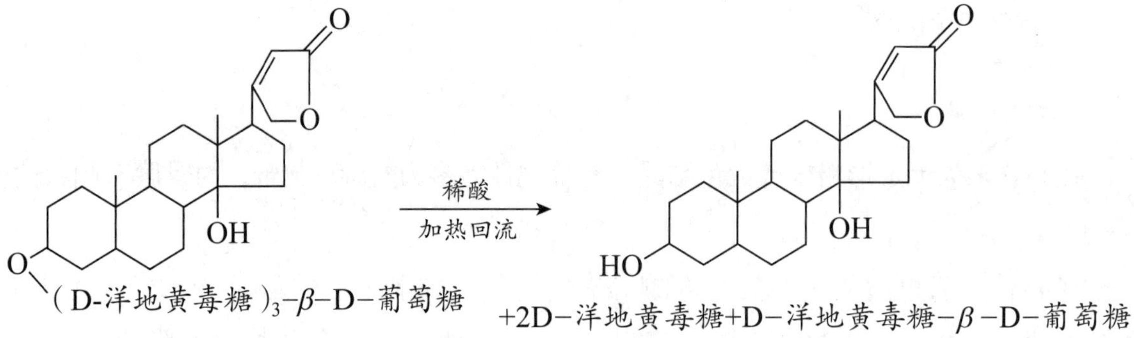

（D-洋地黄毒糖）$_3$-β-D-葡萄糖　$\xrightarrow[加热回流]{稀酸}$　+2D-洋地黄毒糖+D-洋地黄毒糖-β-D-葡萄糖

（2）强烈酸水解：Ⅱ、Ⅲ型强心苷中的糖均非2,6-去氧糖，温和酸水解难以进行，必须增大酸的浓度（3%~5%）并延长水解时间或加压，才能全部水解，产物为苷元和定量的单糖；此法常引起苷元羟基部位发生脱水反应生成脱水苷元。如：黄夹苷乙在此条件下水解成双脱水苷元。

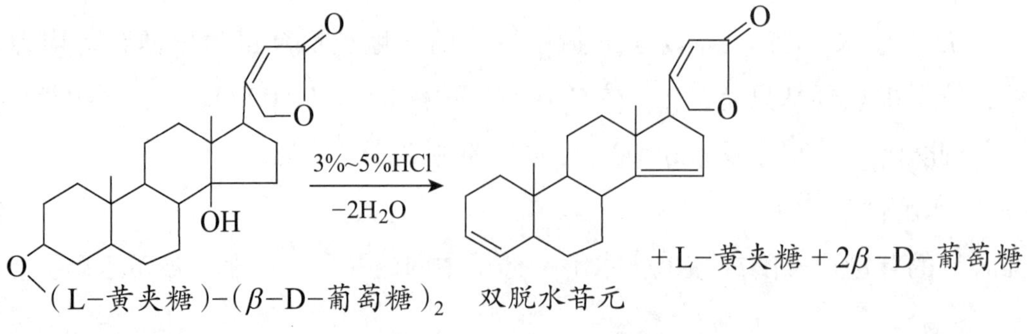

（L-黄夹糖）-（β-D-葡萄糖）$_2$　$\xrightarrow[-2H_2O]{3\%~5\%HCl}$　双脱水苷元　+L-黄夹糖 + 2β-D-葡萄糖

3. 碱水解　强心苷的苷键不被碱水解，但分子中的酰基、内酯环会受碱的作用水解或裂解。

（1）酰基的水解：强心苷的苷元或糖上常有酰基存在，一般用稀碳酸氢钠（钾）、稀氢氧化钙（钡）溶液，可使酰基水解或脱去而内酯环不被水解。

（2）内酯环的水解：稀氢氧化钠（钾）水溶液可使内酯环开环，但加酸后可再环合；稀碳酸氢钠（钾）醇溶液可使内酯环开环后生成异构化苷，酸化不能再环合成原来的内酯环，为不可逆反应，形成C-22活性亚甲基，可与某些活性亚甲基试剂缩合显色，可用于甲型强心苷元的检识。

（四）检识

1. 化学检识

（1）甾体母核的显色反应：在无水条件下，甾体成分与强酸（如硫酸、盐酸）、中等强度酸（如磷酸、三氯乙酸）、Lewis酸（如三氯化锑、五氯化锑）作用，产生不同颜色变化。

1）醋酐-浓硫酸反应：将样品的冰醋酸液中滴加浓硫酸-醋酐（1∶20）试剂，产生红→紫→蓝→绿→污绿等颜色变化，最后褪色。

2）三氯甲烷-浓硫酸反应：将样品溶于三氯甲烷，滴加硫酸后分层，三氯甲烷层显血红色或青色，硫酸层呈绿色荧光。

3）三氯乙酸反应：将样品溶于三氯甲烷，滴加数滴25%三氯乙酸醇溶液，显红色至紫色。

4）三氯化锑（五氯化锑）反应：将样品溶液点于滤纸上，喷20%三氯化锑（或五氯化锑）三氯甲烷溶液（不含乙醇和水），于60℃加热5min，样品斑点呈黄色、灰蓝色、灰紫色。

（2）不饱和内酯环的显色反应：在碱性醇溶液中，甲型强心苷由于五元不饱和内酯环上的双键移位产生C-22活性亚甲基，能与某些活性亚甲基试剂作用而显色。

1）3,5-二硝基苯甲酸反应：取样品醇溶液，滴加3,5-二硝基苯甲酸试剂3滴，产生红色或紫红色。本试剂可用于强心苷纸色谱和薄层色谱的显色，喷雾后显紫红色，几分钟后褪色。

2）间二硝基苯反应：取样品约1mg溶解于适量乙醇中，加入间二硝基苯乙醇溶液0.1ml，摇匀后再加入20%氢氧化钠溶液0.2ml，呈紫红色。

3）碱性苦味酸反应：取样品醇溶液，滴加新制碱性苦味酸试剂数滴，放置10min以后呈橙色或橙红色。

4）亚硝酰铁氰化钠反应：取样品适量溶于吡啶中，滴加3%亚硝酰铁氰化钠试剂和10%氢氧化钠溶液各1滴，溶液呈深红色，放置颜色逐渐消失。

（3）2,6-去氧糖的显色反应

1）冰醋酸-三氯化铁反应：取样品适量溶于冰醋酸中，滴加20%三氯化铁水溶液，再沿试管壁缓慢滴加浓硫酸，观察界面和醋酸层的颜色变化；如有2,6-去氧糖，醋酸层显蓝色；界面的颜色，因苷元的结构不同而异，可呈红色、绿色、黄色等。此反应只对游离的2,6-去氧糖或在此条件下可水解出游离2,6-去氧糖的强心苷显色。阴性反应不证明结构中不含2,6-去氧糖。

2）占吨氢醇反应：取样品适量，加占吨氢醇试剂，水浴加热3min。只要有2,6-去氧糖存在即显红色。

2. 色谱检识

（1）纸色谱：亲水性较强的强心苷，以水饱和的丁酮或乙醇-甲苯-水（4:6:1）、三氯甲烷-甲醇-水（10:2:5）作展开剂，展开效果较好；亲脂性较强的强心苷，以甲酰胺为固定相，甲酰胺饱和的苯或甲苯为流动相，分离效果较好。

（2）薄层色谱：强心苷的薄层色谱有吸附薄层色谱和分配薄层色谱。分配薄层色谱对分离强心苷的效果较吸附薄层色谱要好，所得斑点集中，承载分离的样品量较大。常用硅藻土、纤维素作支持剂，以甲酰胺、乙二醇等作固定相，三氯甲烷-丙酮（4:1）、三氯甲烷-正丁醇（19:1）等溶剂系统作展开剂，分离极性较强的强心苷类化合物。吸附薄层色谱对于极性较弱的苷元及单糖苷，可采用氧化铝、氧化镁、硅酸镁作吸附剂，以乙醚或三氯甲烷-甲醇（99:1）作为展开剂。

三、提取分离

从天然药物中分离提纯强心苷是一个比较复杂和困难的过程，因其在植物中的含量一般较低（1%以下），同一植物中常含多种结构相似的强心苷，且常与糖类、皂苷类、色素类、单宁等共存，这些成分往往能影响或改变强心苷的溶解性，因此，在提取分离过程中要注意这些因素的影响。

（一）原生苷的提取

以提取和分离原生苷为目的时，要注意抑制酶的活性，防止酶水解，原料要新鲜，采收后尽快干燥，最好在50~60℃通风快速烘干或晒干，保存期间要注意防潮，控制含水量，提取时要避免酸碱的影响，一般可用70%~80%乙醇加热回流提取，提取效率高，且能使酶失去活性。原料为种子或含脂类杂质较多时，需要用石油醚或乙醚脱脂后提取；原料含叶绿素较多时，可用稀碱液皂化除去，也可用活性炭吸附法除去。

（二）次生苷的提取

次生苷的提取，要注意利用原料中共存酶的活性，使其酶水解脱去葡萄糖基生成次生苷后再提取。方法是将药材粉末加水湿润，在30~40℃下进行发酵酶解，再用乙酸乙酯或乙醇等溶剂进行回流提取，选择的溶剂极性尽量与次生苷的极性相似。

（三）实例——西地兰的提取与分离

毛花洋地黄（*Digitalis lanata* Ehrh.）是玄参科植物，在临床应用已有百年历史，至今仍是治疗心力衰竭的有效药物，其叶中含有30余种强心苷类化合物，其中有五种原生苷，名为毛花洋地黄苷甲、乙、丙、丁、戊，其中毛花洋地黄苷丙的含量最高，占总苷的20%~30%。毛花洋地黄是制备强心药西地兰（去乙酰毛花苷）和地高辛（异羟基洋地黄毒苷）的主要原料。在提取得到苷丙后，用碱处理，水解除去乙酰洋地黄毒糖上的乙酰基，可得到去乙酰毛花洋地黄苷丙，它是去乙酰基的原生苷；苷丙利用毛花洋地黄苷酶水解除去葡萄糖，再用碱水解除去乙酰基，可得到异羟基洋地黄毒苷，是次生苷。

西地兰为白色晶体，沸点265~268℃，能溶于甲醇（1：200），微溶于三氯甲烷（1：2 000）、乙醇（1：2 500）或水（1：5 000），不溶于乙醚。西地兰的提取过程：

1. 提取总苷

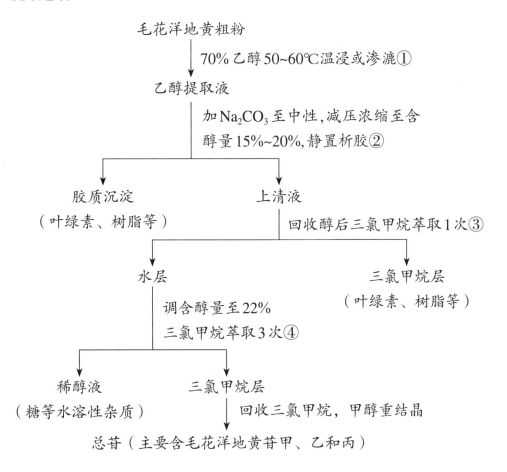

分析：①用70%乙醇为提取溶剂，渗透力强，提取效率高，并可抑制酶的活性。②加碱调至中性是防止加热回收时苷键水解，含醇量为15%~20%时，脂溶性杂质溶解度小，析胶效果量佳，而总苷可保留在稀醇溶液中。降温放置过夜，有树脂、叶绿素等杂质析出。③毛花洋地黄苷丙在三氯甲烷中溶解度虽小，但在含醇三氯甲烷中较易溶解，减压浓细时若乙醇有残留。④调整乙醇至适当浓度后用三氯甲烷萃取，可把总苷转溶至含醇三氯甲烷中来，以除去水溶性杂质。

2. 分离苷丙　粗总苷中所含毛花洋地黄苷甲、乙、丙的苷元由于羟基的数目和位置不同，在极性和溶解度方面有差异，苷丙极性最大，在三氯甲烷中的溶解度最小，而三个化合物在甲醇和水中的溶解度相似。分离毛花洋地黄苷丙常采用粗总苷－三氯甲烷－甲醇－水（1∶500∶100∶500）的比例萃取，极性小的毛花洋地黄苷甲、乙在三氯甲烷中分配多，极性大的毛花洋地黄苷丙集中在水层，据此可分离出毛花洋地黄苷甲、乙、丙。

3. 去乙酰基　毛花洋地黄苷丙去乙酰基，常用氢氧化钙或碳酸钾。按照苷丙－甲醇－氢氧化钙－水（1g∶33ml∶60mg∶33ml）的比例，先将苷丙溶于甲醇中，氢氧化钙溶于水中，分别滤清后混合均匀，静置过夜；再用1%盐酸调pH值至中性，滤过，滤液减压浓缩至约20%的量，放置过夜，过滤收集沉淀或结晶，用甲醇重结晶，即得西地兰纯品。

● · · · · 节末小结

1. 强心苷是存在于植物界中的一类对心脏有显著生理活性的甾体苷类化合物，主要分布于玄参科、夹竹桃科，从玄参科毛花洋地黄中可提取分离得到西地兰和地高辛。强心苷是一类选择性作用于心脏的化合物，能增强心肌收缩力，临床上主要用于治疗慢性心功能不全，还可治疗室上性心律失常。

2. 强心苷类性状多为无定形粉末或无色结晶，有旋光性，多为左旋，味苦。强心苷类一般可溶于水、醇、丙酮等极性溶剂，微溶于乙酸乙酯，几乎不溶于乙醚。强心苷类可发生酶水解、酸水解、碱水解。苷键的水解难易和水解产物因为糖的不同会有差异。

3. 检识药材中是否含有强心苷类成分，可利用结构中的甾体母核、不饱和内酯环以及强心苷中特殊糖的显色反应来检识。甾体母核在无水条件下，甾体成分与强酸（如硫酸、盐酸）、中等强度酸（如磷酸、三氯乙酸）、*Lewis*

酸（如三氯化锑、五氯化锑）作用，产生不同颜色变化，显色反应有：醋酐-浓硫酸反应、三氯乙酸、三氯甲烷-浓硫酸反应、三氯化锑反应。强心苷不饱和内酯环在碱性醇溶液中，由于不饱和内酯环上的双键移位产生 C-22 活性亚甲基，能与某些活性亚甲基试剂作用而显色，不饱和内酯环的显色反应有：间二硝基苯反应、3,5-二硝基苯甲酸反应、亚硝酰铁氰化钠反应、碱性苦味酸反应。2,6-去氧糖的显色反应有：冰醋酸-三氯化铁反应、呫吨氢醇反应。

4. 强心苷类的提取注意：提取原生苷时，抑制苷的水解；提取次生苷须利用苷的水解。

5. 毛花洋地黄的有效成分是毛花洋地黄苷丙，黄花夹竹桃果仁的有效成分是黄夹苷，毒毛旋花子的有效成分是 K-毒毛旋花子苷，铃兰花的有效成分是铃兰毒苷。

思考与练习

一、 选择题

A 型题（1~10 题）

1. 甲型强心苷元与乙型强心苷元的主要区别是（　　）

   A. 甾体母核的稠合方式　　　B. C-3 取代基不同

   C. C-10 取代基不同　　　　D. C-13 取代基不同

   E. C-17 取代基不同

2. Ⅰ型强心苷中苷元与糖的结合方式是（　　）

   A. 苷元 C_3-(6-去氧糖)$_x$-(D-葡萄糖)$_y$

   B. 苷元 C_3-(2,6-去氧糖)$_x$-(D-葡萄糖)$_y$

   C. 苷元 C_{14}-(2,6-去氧糖)$_x$-(D-葡萄糖)$_y$

   D. 苷元 C_3-(D-葡萄糖)$_y$

   E. 苷元 C_{10}-(6-去氧糖)$_x$-(D-葡萄糖)$_y$

3. 提取次生苷应常用哪种方法（　　）

   A. 70% 乙醇加热回流提取

   B. 沸水提取

C. 乙醚回流提取

D. 用水湿润后30℃保温，再用乙醇提取

E. 强酸提取

4. 2,6-去氧糖常见于哪种化合物中（　　　　）

    A. 黄酮苷　　　　　　　　　　B. 蒽醌苷　　　　　　　　C. 香豆素苷

    D. 强心苷　　　　　　　　　　E. 皂苷

5. 生成次生苷和葡萄糖的水解类型是（　　　　）

    A. 酶水解　　　　　　　　　　B. 温和酸水解　　　　　　C. 强烈酸水解

    D. 碱水解　　　　　　　　　　E. 其他物质水解

6. 不是作用于苷元甾体母核的显色反应是（　　　　）

    A. 3,5-二硝基苯甲酸反应　　　B. 三氯乙酸反应

    C. 三氯乙酸反应　　　　　　　D. 三氯甲烷-浓硫酸反应

    E. 醋酐-浓硫酸反应

7. 不能区别出甲型和乙型强心苷的试剂是（　　　　）

    A. 3,5-二硝基苯甲酸　　　　　B. 亚硝酰铁氰化钠

    C. 碱性苦味酸　　　　　　　　D. 间二硝基苯

    E. 醋酐-浓硫酸反应

8. 能检测2,6-去氧糖的试剂是（　　　　）

    A. 三氯甲烷-浓硫酸　　　　　B. 三氯乙酸

    C. 呫吨氢醇　　　　　　　　　D. 亚硝酰铁氰化钠

    E. 间二硝基苯

9. 强心苷元的基本母核都有（　　　　）

    A. 黄酮　　　　　　　　　　　B. 甾体　　　　　　　　　C. 三萜

    D. 生物碱　　　　　　　　　　E. 苯丙素

10. 具有强心作用的化合物是（　　　　）

    A. 洋地黄毒苷　　　　　　　　B. 薯蓣皂苷　　　　　　　C. 甘草酸

    D. 贝母碱　　　　　　　　　　E. 甜菊苷

    B型题（11~15题）

    A. 五元不饱和内酯环　　　　　B. 六元不饱和内酯环

    C. 冰醋酸-三氯化铁反应　　　 D. 2,6-去氧糖显色反应

    E. 碱性苦味酸反应

11. 可区别强心苷与其他苷类的化学反应是（　　　）

12. 能区别甲型、乙型强心苷的化学反应是（　　　）

13. 可用于鉴别游离2,6-去氧糖的反应是（　　　）

14. 甲型强心苷C-17侧链结构为（　　　）

15. 乙型强心苷C-17侧链结构为（　　　）

X型题（16~18题）

16. 强心苷中连接的糖有（　　　）

 A. 芸香糖   B. D-葡萄糖   C. 6-去氧糖

 D. 2,6-去氧糖   E. 菊糖

17. 提取药材中原生苷的方法有（　　　）

 A. 甲醇回流提取 B. 乙醚提取   C. 80%乙醇回流

 D. 三氯甲烷回流提取 E. 稀酸提取

18. 强心苷一般可溶于（　　　）

 A. 水   B. 乙醇   C. 丙酮

 D. 乙醚   E. 石油醚

二、 简答题（19~20题）

19. 简述强心苷类化合物的一般性质与临床应用。

20. 简述强心苷的结构组成特点。

（张志勇）

第六节　皂苷

预习提示

- 皂苷的概念、分布及存在形式、生物活性。
- 皂苷类化合物结构特点及理化性质。
- 皂苷类化合物的检识与提取方法。

学习目标

- 掌握皂苷的概念、苷元结构及特点、皂苷的理化性质。
- 熟悉皂苷的提取分离方法、检识方法。
- 了解皂苷的分布及存在形式及生物活性。
- 了解我国在中药现代化中取得的成就，激发爱国与学习热情。

情境导入

情境描述：

中国吉林省的人参生产量占全球人参产量的70%，占全国人参产量的85%以上。吉林大学在人参皂苷结构修饰及以人参为基源的创新药物开发领域的研究处于国际领先水平，截至2019年，已从人参的不同部位分离并鉴定的人参皂苷共49种。针对人参皂苷水溶性差、口服生物利用度低以及含量低等不足，对其进行结构改造，制备氨基酸衍生物，从分子水平开发人参的创新药物，现已成功开发多个创新药物，还编著了《人参皂苷NMR标准图谱》。

学前导语：

天然药物人参是补气良药，具有大补元气、补脾益肺、生津、安神、益智的功效，主治气虚欲脱、脉微欲绝、中气下陷、肺虚喘咳、气短乏力、津伤口渴、虚热消渴、失眠健忘、血虚萎黄等症。

现代药理研究表明，人参有调节免疫、抗肿瘤、抗氧化、抗衰老、抗疲劳等多种作用，其主要化学成分是人参皂苷。《中国药典》（2020年版）一部把人参皂苷Rb_1、人参皂苷Re、人参皂苷Rg_1作为人参的质量评价标准。

随着人参有效成分的深入研究，尤其是人参皂苷结构修饰的创新性成果，不久的将来会有更多人参创新药物面世，造福人类。

皂苷是一类结构复杂、性质特殊的苷类化合物，因其水溶液振摇后能产生大量似肥皂样的持久性泡沫，故名皂苷。皂苷源于拉丁语的"Sapo"，意为肥皂，中国古代曾用皂荚汤（将皂荚树的皂荚果砸碎或晒干，再用水煎煮制成）洗衣洗头，就是利用皂荚富含皂苷成分。

皂苷广泛存在于植物体内，种类繁多，组成复杂，主要分布于陆地高等植物中，少量存在于海星和海参等海洋生物中。许多天然药物如人参、远志、桔梗、甘草、

三七、绞股蓝、知母和柴胡等的主要有效成分都含有皂苷。

多数皂苷能降低液体的表面张力，具有乳化作用，能用作清洁剂。一些皂苷对细胞膜具有破坏作用，表现出溶血、杀精、细胞毒等活性，皂苷能溶血是因为多数皂苷能与胆固醇结合生成水不溶性的分子复合物。含皂苷类成分的天然药物如远志、桔梗等有祛痰止咳的功效；有少数皂苷，如齐墩果酸还具有抗炎、抗癌、抗真菌等生物活性。个别皂苷有特殊的生理活性，如人参皂苷能增进RNA和蛋白质的生物合成，提高机体的免疫功能的作用；柴胡皂苷有抑制中枢神经系统和抗炎作用，并能降低血脂中胆固醇和甘油三酯的水平。

🔗 知识链接

甘草的有效成分与应用

中药甘草是豆科植物甘草的干燥根茎，有效成分主要为甘草酸和甘草次酸，属于皂苷类化合物。中医认为甘草补脾益气、滋咳润肺、缓急解毒、调和百药。临床应用有"生用"与"蜜炙"之别，生用主治咽喉肿痛、痈疽疮疡、胃肠溃疡以及解药毒、食物中毒等；蜜炙主治脾胃功能减退，大便溏薄，乏力发热以及咳嗽、心悸等。

现代药理证明甘草酸有抗炎活性，甘草中的黄酮具有消炎、解痉、抗酸和抗癌等药理作用。甘草还广泛应用于食品工业，精制糖果和口香糖，甘草浸膏是制造巧克力的乳化剂，还能增加啤酒的酒味及香味、提高黑啤酒的稠度和色泽；还可作矫味剂用于制作某些软性饮料和甜酒。

一、结构分类

（一）皂苷的结构组成

皂苷由皂苷元与糖通过苷键结合而成。组成皂苷的糖常见有葡萄糖、半乳糖、阿拉伯糖和木糖等。

（二）皂苷的分类

按皂苷元的结构不同，皂苷分为甾体皂苷和三萜皂苷两大类，见表3-10。

表 3-10　皂苷元的结构类型及代表化合物

结构类型（特点）		代表化合物	来源及功效
甾体皂苷	螺旋甾烷型	剑麻皂苷元	龙舌兰科植物剑麻的叶，具有凉血止血、消肿解毒功效，是合成甾体激素类药物的主要原料
	异螺旋甾烷型	薯蓣皂苷元	薯蓣科薯蓣的根茎，具有祛痰、消食利水、舒筋活血等功效
三萜皂苷	四环三萜皂苷 羊毛脂甾烷型	茯苓酸A	多孔菌科真菌茯苓的干燥菌核，具有利尿、增强免疫、抗肿瘤等功效
	达玛烷型	20(S)-原人参二醇	五加科植物人参的主根、侧根及茎叶，具有大补元气、固脱生津、安神益智的功效

结构类型 （特点）		代表化合物	来源及功效
三萜皂苷	四环三萜皂苷	葫芦烷型	葫芦科植物雪胆的干燥块茎，具有清热解毒、消炎杀菌、健胃止痛的功效
		雪胆甲素	
	五环三萜皂苷	齐墩果烷型	木犀科植物油橄榄的叶与果，具有降低转氨酶，护肝、防癌、抗衰老等功效
		齐墩果酸	
		乌苏烷型	蔷薇科地榆的根和叶，具有凉血止血、清热解毒、消肿敛疮等功效
		乌苏酸	
		羽扇豆烷型	毛茛科植物白头翁的干燥根，具有抗炎、抗氧化、抗滴虫等功效
		23-羟基白桦酸	

1. 甾体皂苷　甾体皂苷的苷元为甾体衍生物，由27个碳原子组成6个环，按其基本骨架类型分为螺旋甾烷和异螺旋甾烷两类。甾体皂苷结构分子中不含羧基，呈中性，故又称中性皂苷。

2. 三萜皂苷　三萜皂苷是由三萜皂苷元和糖组成的苷类，三萜皂苷元是由30个碳原子组成的三萜衍生物，分布比甾体皂苷广泛，按照苷元分子中环的数目可分为四环三萜和五环三萜两类。五环三萜皂苷占多数，苷元中常含有羧基，呈酸性，故又称酸性皂苷。

二、理化性质

（一）性状

皂苷元一般呈结晶状态，但与糖结合成大分子皂苷后极性增大，多难以结晶，大多为白色或乳白色无定形粉末，仅少数为晶体，如常春藤皂苷为针状晶体。皂苷多数具有苦味和辛辣味，但少数例外，如甘草皂苷有显著甜味。皂苷粉末对人体各部位的黏膜有较强的刺激性，如鼻黏膜受到皂苷刺激后会引起喷嚏，促进呼吸道黏液腺的分泌而产生祛痰止咳作用。皂苷具强吸湿性，多无明显的熔点，一般测得的是分解点。大多数甾体皂苷属于中性皂苷，有旋光性；而多数三萜皂苷属于酸性皂苷，无旋光性。

（二）溶解性

符合一般苷和苷元的溶解通性。

大多数皂苷极性较大，可溶于水，易溶于热水、含水稀醇、热甲醇和乙醇，难溶于丙酮、乙醚，在含水正丁醇或戊醇中有较大的溶解度，因而是分离纯化皂苷的常用溶剂。皂苷水解成次生苷后，在水中的溶解度随之降低，易溶于中等极性的醇、丙酮、乙醚。皂苷完全水解后生成的皂苷元则不溶于水，而溶于石油醚、乙醚、三氯甲烷等低极性溶剂。

（三）水解性

皂苷苷键可被酸和酶催化水解。水解条件剧烈时，一些皂苷元往往会发生脱水、环合、双键移位、取代基位移、构型转化等，生成次生产物，从而不能得到真正的皂苷元。若想得到真正皂苷元，需选用温和的水解方法，如光分解法、氧化降解法、酶解法或土壤微生物淘汰培养法等。

（四）表面活性

皂苷有降低水溶液表面张力的作用，多数皂苷的水溶液经强烈振摇能产生持久性的泡沫，并不因加热而消失。而含蛋白质和黏液质的水溶液虽也能产生泡沫，加热后很快消失。皂苷的化学结构中，由于苷元具有不同程度的亲脂性，糖链具有较强的亲水性，使皂苷成为一种良好表面活性剂，富含皂苷的植物提取物被用于制造乳化剂、洗洁剂和发泡剂等。值得注意的是：皂苷水溶液只有在适宜的pH条件下，振摇后才能产生大量持久性的泡沫。中性皂苷的水溶液在碱性条件下能形成较稳定的泡沫，借此可区别酸性皂苷。

样品管1（加酸调pH=1）⎫ 强力振摇 ⎧ 泡沫高度或持续时间一样：含三萜皂苷
样品管2（加碱调pH=13）⎭ ⎯⎯⎯⎯→ ⎨ 泡沫高或持续时间长：含甾体皂苷
　　　　　　　　　　　　　碱管 ⎩

（五）溶血性

皂苷的水溶液大多能与红细胞壁上的胆甾醇结合生成不溶性分子复合物，破坏血红细胞的渗透性而发生崩解，产生溶血现象。因此含皂苷的药物一般不宜制成注射剂供静脉注射，以免产生溶血现象，肌内注射也易引起局部组织坏死，但口服无溶血现象产生，所以临床应用时多做成口服制剂。

🔗 **知识链接** ⋯⋯⋯⋯⋯⋯⋯⋯⋯⋯⋯⋯⋯⋯⋯⋯⋯⋯⋯⋯⋯⋯⋯⋯⋯⋯⋯⋯⋯⋯⋯

皂苷溶血现象的探究

皂苷能溶血是因为多数皂苷能与胆固醇结合生成水不溶性的分子复合物。皂苷的生物活性与其所连接的糖链数目和苷元的结构都有关，例如人参总皂苷没有溶血的现象，但分离后其中以人参萜三醇及齐墩果酸为苷元的人参皂苷有显著的溶血作用，而以人参二醇为苷元的人参皂苷则有抗溶血作用。

溶血试验检识皂苷（纸片法）：取滤纸一片，滴加1%皂苷水溶液1滴，干燥后，喷雾血细胞试液，数分钟后，能观察到红色的背景中出现淡黄色或淡褐色斑点。

（六）检识

皂苷是一类性质特殊的化合物，可利用它的特殊性质如泡沫试验、溶血试验进行检识，实际工作中更多是利用化学显色反应、色谱法进行检识。

1. 化学检识　甾体、三萜及其苷在无水条件下，可与各种酸作用，产生颜色变化或荧光。常见的显色反应如下。

（1）醋酐-浓硫酸反应：样品溶于冰醋酸（或醋酐）中，加醋酐-浓硫酸试剂，产生黄→红→紫→蓝→等颜色变化，最后褪色。甾体皂苷很快出现蓝绿色；三萜皂苷缓慢出现不明显的蓝绿色。

（2）三氯甲烷－浓硫酸反应：样品溶于三氯甲烷，沿管壁滴加浓硫酸后，三氯甲烷层呈现红色或青色，浓硫酸层有绿色荧光出现。

（3）三氯乙酸反应：将皂苷溶液滴在滤纸上，喷三氯乙酸试剂，加热，生成红色渐变为紫色。甾体皂苷当加热至60℃即发生颜色变化，而三萜皂苷必须加热至100℃才能显色。

2. 色谱检识

（1）薄层色谱检识：亲水性弱的皂苷，多用硅胶吸附薄层，硅胶为吸附剂，三氯甲烷－丙酮（95∶5）混合溶剂为展开剂。亲水性强的皂苷用分配薄层效果好，硅胶为支持剂（载体），三氯甲烷－甲醇－水（65∶35∶10）、水饱和的正丁醇等作展开剂，常用显色剂有10%硫酸乙醇溶液、0.5%茴香醛硫酸乙醇溶液等。

（2）纸色谱检识：亲水性皂苷以滤纸吸附的水为固定相，用水饱和的正丁醇、乙醇、乙酸乙酯混合溶剂为展开剂；亲脂性皂苷多以甲酰胺为固定相，用甲酰胺饱和的三氯甲烷、乙醚混合溶剂为展开剂。常用显色剂有25%三氯乙酸乙醇溶液、15%三氯化锑等。

三、提取分离

（一）皂苷的提取

1. 醇提取法　常用不同浓度的乙醇或甲醇提取皂苷，如果皂苷分子中羟基、羧基等极性基团较多，亲水性较强，用稀醇提取效果较好。提取液减压浓缩后，加适量的水，必要时先用乙醚、石油醚等亲脂性溶剂萃取，除去亲脂性杂质，然后用水饱和的正丁醇萃取，减压蒸干，得粗制总皂苷，此法被认为是皂苷类成分提取的通法，如人参总皂苷的提取。

2. 醇溶醚沉法　由于皂苷在甲醇或乙醇中溶解度大，在丙酮、乙醚中的溶解度小，因此将醇提取液适当浓缩后，加入丙酮或乙醚，皂苷被沉淀析出。

（二）皂苷的分离

以上提取物为粗总皂苷（混合物），需进一步精制与分离，方法如下。

1. 溶剂法　将粗总皂苷先溶于水，加食盐饱和，用正丁醇反复萃取除去水溶性杂质，萃取液减压回收溶剂，即得总皂苷纯品。然后利用皂苷难溶于乙醚、丙酮等低极性溶剂的性质，在含皂苷醇液中，逐步滴加乙醚、丙酮或乙醚－丙酮（1∶1）混合溶剂，皂苷因极性不同而分批沉淀出来。

2. 甾醇沉淀法　甾体皂苷与胆甾醇、β-谷甾醇、豆甾醇和麦角甾醇等可生成难溶性分子复合物，加乙醚回流后，该分子复合物重新分解，胆甾醇溶于乙醚，甾体皂苷不溶于乙醚而沉淀析出。三萜皂苷不能与胆甾醇形成稳定的分子复合物，据此可实现甾体皂苷和三萜皂苷的分离。

（三）色谱分离法

大孔树脂吸附色谱法、分配柱色谱法、高效液相色谱法等都是分离皂苷的有效方法。其中大孔树脂吸附色谱法较常用，该法将皂苷浓缩液通过大孔树脂后，先用少量水洗去糖等水溶性杂质，再用30%~50%乙醇进行梯度洗脱，可分离出组成不同的皂苷纯品。

（四）实例——甘草酸的提取

甘草酸为含有羧基的酸性皂苷（又称甘草皂苷，其相应的皂苷元称甘草次酸），在植物中常以钾盐和钙盐的形式存在而易溶于水，酸化又游离成甘草酸而沉淀析出。由于甘草酸不易精制，所以一般先将其转变为甘草酸的单钾盐，然后水解成为甘草次酸。甘草次酸为白色针状结晶，易溶于乙醇或三氯甲烷。

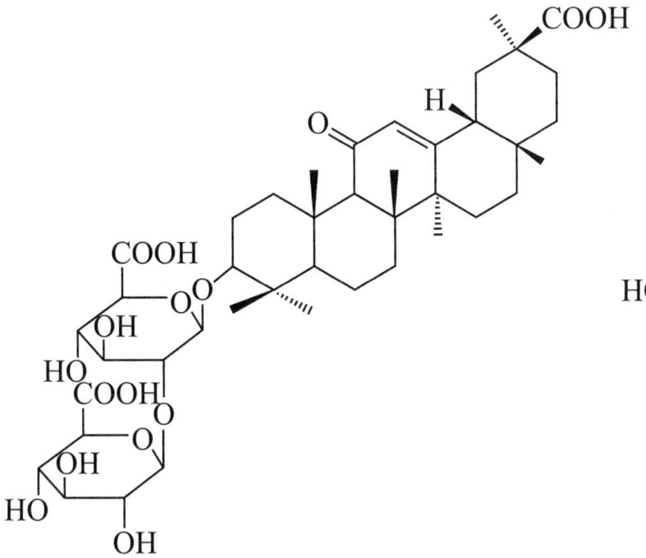

甘草皂苷（甘草酸）

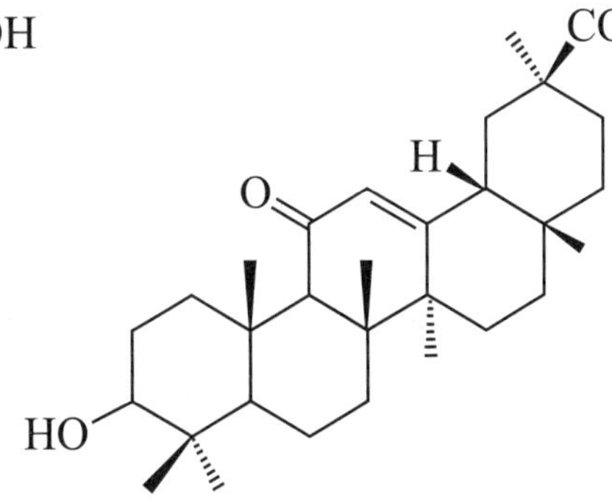

甘草皂苷元（甘草次酸）

甘草酸的提取

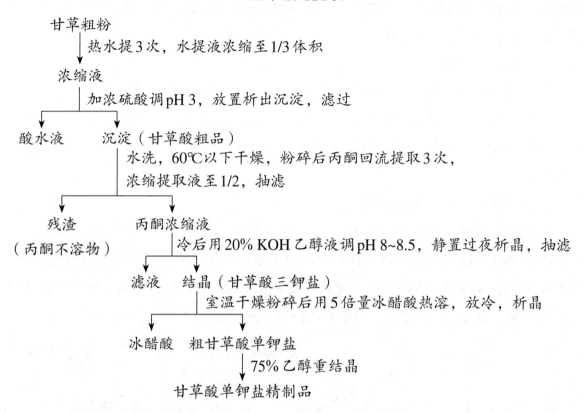

分析：甘草酸不易精制，制成单钾盐后才能得到精制品。甘草酸与KOH生成甘草酸三钾盐，在丙酮与乙醇混合溶剂中难溶而析出结晶。甘草酸三钾盐溶于热的冰醋酸后生成甘草酸单钾盐，其难溶于冷的冰醋酸而析出结晶，可用作中成药原料。

🔵 ┈┈ 节末小结

1. 皂苷是一类结构复杂、性质特殊的苷类化合物，因其水溶液振摇后能产生大量似肥皂样的持久性泡沫，故名皂苷。天然药物如人参、远志、桔梗、甘草、三七、绞股蓝、知母和柴胡等的主要有效成分都含有皂苷。

2. 皂苷分为甾体皂苷和三萜皂苷两大类。甾体皂苷有螺旋甾烷型、异螺旋甾烷型。三萜皂苷分为四环三萜和五环三萜两类，四环三萜有羊毛脂甾烷型、达玛烷型、葫芦烷型；五环三萜有齐墩果烷型、乌苏烷型、羽扇豆烷型。组成皂苷的糖常见有葡萄糖、半乳糖、阿拉伯糖、木糖等。

3. 皂苷的性质：大多数甾体皂苷属于中性皂苷，有旋光性，多为左旋；而多数三萜皂苷属于酸性皂苷，无旋光性。大多数皂苷极性较大，可溶于水，易溶于热水、甲醇和乙醇，难溶于丙酮、乙醚。多数皂苷有降低水溶液表面张力的作用，具有起泡沫的性质和乳化剂的作用，能用作清洁剂。皂苷的水溶液大多能破坏红细胞，产生溶血现象，故含皂苷的药物一般不宜制成注射剂供静脉注射，但口服无溶血现象产生。

4. 检识药材中是否含有皂苷，可利用皂苷的特殊性质如泡沫试验、溶血试验进行检识，实际工作中更多是利用化学显色反应、色谱法进行检识。常用化学显色反应有：醋酐－浓硫酸反应、三氯甲烷－浓硫酸反应、三氯乙酸反应。

5. 皂苷的提取：可用醇提取法、醇溶醚沉法提取，进一步分离精制可用溶剂法、沉淀法、色谱分离法。

6. 《中国药典》（2020年版）一部规定：人参的质量控制成分是人参皂苷 Rb_1、人参皂苷 Re、人参皂苷 Rg_1；柴胡的质量控制成分是柴胡皂苷a和柴胡皂苷d；甘草的质量控制成分是甘草酸和甘草次酸，山药的质量控制成分是薯蓣皂苷。

思考与练习

一、 选择题

A型题（1~10题）

1. 皂苷有溶血作用的原因是（ ）

A. 具表面活性 　　　B. 具三萜结构 　　　C. 具有羟基

D. 具甾体结构 　　　E. 与细胞壁上的胆甾醇生成沉淀

2. 含皂苷为主要成分的药物，一般不宜制成注射剂，其原因是（ ）

A. 刺激性 　　　B. 有泡沫 　　　C. 难溶解

D. 溶血性 　　　E. 不稳定

3. 根据皂苷元的结构，皂苷可分为（ ）

A. 四环三萜皂苷和五环三萜皂苷两大类

B. 甾体皂苷、三萜皂苷、酸性皂苷和中性皂苷四大类

C. 单糖链皂苷、双糖链皂苷、脂皂苷三大类

D. 甾体皂苷和三萜皂苷两大类

E. 皂苷和皂苷元两大类

4. 从水溶液中萃取皂苷，最适宜的溶剂是（　　）

A. 乙醚   B. 乙醇   C. 水饱和的苯酚

D. 丙酮   E. 水饱和的正丁醇

5. 属于皂苷的化合物是（　　）

A. 苦杏仁苷   B. 强心苷   C. 甘草酸

D. 天麻苷   E. 黄芩苷

6. 可作为皂苷纸色谱显色剂的是（　　）

A. 三氯乙酸   B. 醋酐－浓硫酸   C. α－萘酚－浓硫酸

D. 碘化铋钾   E. 异羟肟酸铁

7. 甾体皂苷不具有的特征是（　　）

A. 苷键可被水解   B. 具有表面活性   C. 可溶于水

D. 苷元有羟基   E. 苷元由35个碳原子组成

8. 分段沉淀法分离皂苷是利用总皂苷中各成分（　　）

A. 难溶于石油醚   B. 极性不同   C. 酸性强弱不同

D. 溶解度不同   E. 结构类型不同

9. 关于皂苷性质的叙述，下列哪个是错误的（　　）

A. 多数具有酸味   B. 多为无定性粉末   C. 对黏膜的刺激

D. 多为溶血作用   E. 振摇后能产生泡沫

10. 具有溶血作用的苷类化合物为（　　）

A. 蒽醌苷   B. 黄酮苷   C. 强心苷

D. 皂苷   E. 香豆素

  B 型题（11~15题）

A. 溶血性   B. 表面活性   C. 酸性

D. 挥发性   E. 亲脂性

11. 皂苷的水溶液搅拌后能产生持久性泡沫，是由于皂苷具有（　　）

12. 皂苷可以用溶血试验进行检识，是根据其具有（　　）

13. 黄酮类化合物能用碱溶酸沉淀法进行提取，是根据其具有（　　）

14. 用无水乙醚从药材中提取某有效成分，是根据该有效成分具有（　　）

15. 小分子的游离香豆素可用水蒸气蒸馏法进行提取，是根据其具有（　　）

16. 主要活性成分为皂苷的中药有哪些（　　　）

    A. 大黄　　　　　　　　B. 甘草　　　　　　　　C. 黄芩

    D. 秦皮　　　　　　　　E. 人参

17. 甘草皂苷具有的性质包括（　　　）

    A. 有甜味　　　　　　　B. 有酸性　　　　　　　C. 难水解

    D. 能成盐　　　　　　　E. 有旋光性

二、　简答题（18~20题）

18. 含皂苷的药物为什么不宜制成注射剂供静脉注射？

19. 可用于皂苷类化合物检识的试剂有哪些？

20. 分离精制皂苷可选用的方法有哪些？

（张志勇）

第四章
生物碱类

预习提示

- 生物碱的结构特点、溶解性、碱性。
- 生物碱单体成分分离的依据以及生物碱沉淀反应。
- 生物碱酸溶碱沉的提取方法。

学习目标

- 掌握生物碱的概念、结构特点、溶解性、碱性；掌握生物碱的酸溶碱沉提取方法和操作技术。
- 熟悉生物碱单体分离的依据以及生物碱沉淀反应。
- 了解生物碱的分布、存在形式以及主要的结构类型。
- 培养良好的职业道德、求实严谨的工作作风，自觉遵守医药行业法规。
- 某些生物碱成分属于国家法律法规中严格管制的药物，服用后易成瘾，严重危害身心健康。青少年们应自觉学法、懂法和守法，珍爱生命，远离毒品！

情境导入

情境描述：

中医药经典名方是我国传统医学的宝贵财富，其中经典名方"麻杏石甘汤"具有辛凉宣泄，清肺平喘之功效；"麻杏薏甘汤"具有解表祛湿的作用；两方加减融合，优势互补，又配伍出另一著名创新药"宣肺败毒方"。在这些方剂中起到"解表宣肺"关键性作用的都是天然药物——麻黄。

学前导语：

麻黄中含有的有效成分麻黄碱和伪麻黄碱属于生物碱类化合物。麻黄碱活性比较强，具有镇咳平喘，扩张支气管、升高血压、兴奋中枢神经系统等作用。伪麻黄碱的作用比麻黄碱弱，常用于复方感冒药中，用于减轻鼻黏膜充血。

需要注意的是，含麻黄碱类复方制剂感冒药按照正常用量服用并不会对身体造成伤害，但是，这类药的禁忌较多，服用时要遵医嘱服用。另外，根据《易制毒化学品管理条例》，伪麻黄碱是制造冰毒的最主要原料，受到公安部门的严格管制。青少年们应树立正确的人生观，远离毒品，健康成长，争做"国之栋梁"。

生物碱是科学家研究最早的一类天然有机化合物。自1805年，德国药师塞图尔第一次从阿片中分离出吗啡以来，迄今已从天然药物中分离出1万多种生物碱。

生物碱（alkaloids）是存在于生物体内的一类具有显著生物活性的含氮有机化合物。大多数生物碱具有较复杂的环状结构，氮原子结合在环内；呈碱性能与酸结合成盐，并有较强的生物活性。但也有一些例外，如麻黄碱的氮原子不结合在环内，秋水仙碱几乎没有碱性等，但我们仍然将其归属在生物碱的范畴内进行研究。

生物碱在临床上的生物活性十分广泛，如麻黄中的麻黄碱活性比较强，具有镇咳平喘，扩张支气管等作用；黄连中的小檗碱具有抗菌消炎作用；萝芙木中的利血平具有降压作用；喜树中喜树碱、长春花中的长春碱和长春新碱、红豆杉中的紫杉醇等具有抗癌活性；延胡索药材中的四氢帕马丁、罂粟中的吗啡有镇痛作用等。

🔗 知识链接

吗啡

吗啡是从阿片中提取分离出来的生物碱，有极强的镇痛、镇静作用，能抑制大脑呼吸中枢和咳嗽中枢的活动，使呼吸减慢并有镇咳作用。临床上吗啡常制成硫酸盐和盐酸盐等形式作为晚期癌症患者的止痛剂。吗啡的二乙酸酯又被称为海洛因。吗啡极易成瘾，长期使用可使记忆力减退，进而出现幻觉等精神失常症状；大剂量使用会因呼吸停止而死亡。因此，吗啡已成为受到全世界关注的毒品，其使用受到严格管制。

生物碱主要存在于高等双子叶植物中，其次是单子叶植物、裸子植物等。主要分布在罂粟科、豆科、防己科、毛茛科、夹竹桃科、茄科、石蒜科等植物中，如三尖杉、麻黄、黄连、乌头、延胡索、防己、洋金花、贝母、槟榔、百部、苦参、马钱子、益母草中都含有生物碱，在少数动物如蛙类中也存在。

生物碱在植物体内多与有机酸如柠檬酸、草酸、酒石酸、琥珀酸结合成盐的形式存在，少数与无机酸如盐酸、硫酸等结合成盐，如盐酸小檗碱、盐酸麻黄碱、硫酸吗啡等；部分生物碱由于碱性极弱，不能与酸生成稳定的盐而以游离状态存在，如那碎因、那可丁。

第一节　结构分类

生物碱种类繁多，分类依据也各不相同。按植物来源分类，如麻黄生物碱类、黄连生物碱类、苦参生物碱类等。目前多采用化学结构分类法，常见的生物碱的结构类型见表4-1。

🔗 知识链接

嘌呤（）

嘌呤是一种含氮的杂环有机化合物，无色结晶，易溶于水。人体可以从食物中获取嘌呤，如果嘌呤代谢失调，未能将其进一步代谢并经尿液排出，那么这些物质会形成尿酸经血液流向关节膜或肌腱等软组织里，并结晶沉积，导致身体免疫系统过度反应而造成炎症，即痛风。

嘌呤是人体必需的能量物质，主要存在于一些动物内脏（鸡、鸭、鱼等的肝脏以及鸭肠、猪肠等）及肉汤、肉馅中，所以饮食中要注意少摄入并多运动；另外，鱼类、蟹类、龙虾等海产品中也含有大量嘌呤成分，吃海鲜一般不建议喝啤酒，否则容易诱发痛风发作。

常见的嘌呤衍生物还有次黄嘌呤、黄嘌呤、茶碱、可可碱、咖啡因和异鸟嘌呤。

❓ 课堂互动

请同学概述生物碱的结构类型？含生物碱类化合物的常用天然药物有哪些？

表 4-1 生物碱的结构类型及代表化合物

结构类型（特点）	代表化合物	来源及功效
吡啶衍生物，氮原子在环内 — 1. 简单吡啶类 —— 吡啶	槟榔碱（$COOCH_3$，CH_3）	来源于棕榈科植物槟榔的干燥成熟种子。有驱绦虫作用
	胡椒碱	来源于胡椒科植物胡椒的干燥近成熟或成熟的果实。为抗惊厥药
2. 双稠哌啶类 —— 喹诺里啶	苦参碱、氧化苦参碱	来源于豆科植物苦参的干燥根。有清热燥湿，杀虫，利尿的功效
莨菪烷衍生物 —— 莨菪烷（$N—CH_3$）	莨菪碱（CH_2OH，$N—CH_3$）	来源于茄科植物颠茄的干燥全草。有解痉、镇痛、散瞳等作用

结构类型（特点）	代表化合物	来源及功效
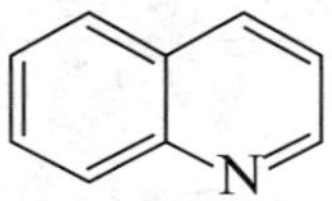 喹啉衍生物 喹啉	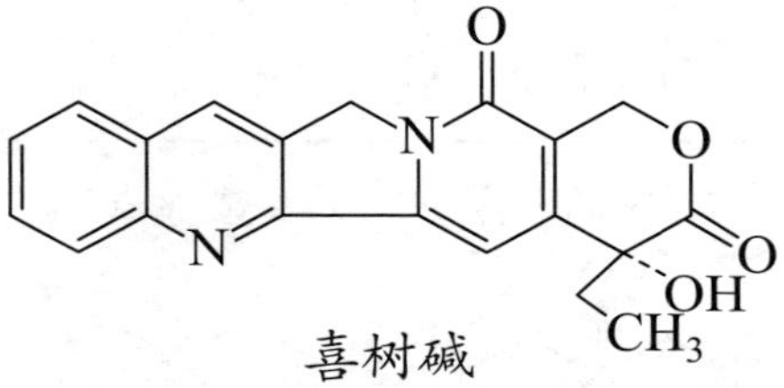 喜树碱	来源于蓝果树科树树喜树的木部、根皮和种子。有抗癌活性，对直肠癌和白血病有疗效
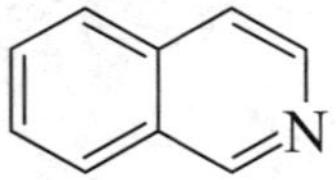 异喹啉衍生物 异喹啉	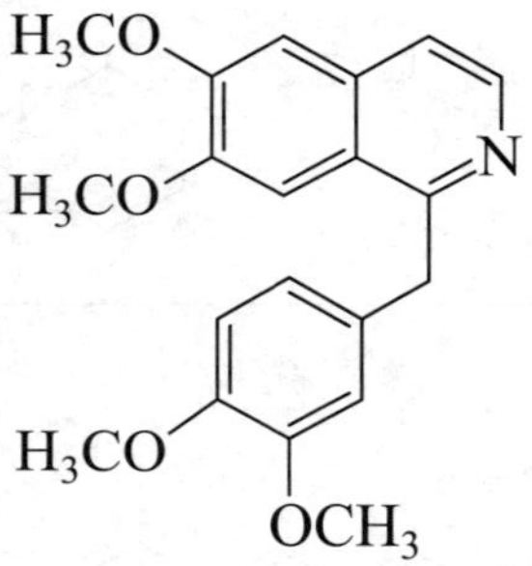 罂粟碱	来源于罂粟科植物罂粟的干燥成熟果壳。可解除血管平滑肌的痉挛，并可抑制心肌的兴奋
1. 苄基异喹啉类	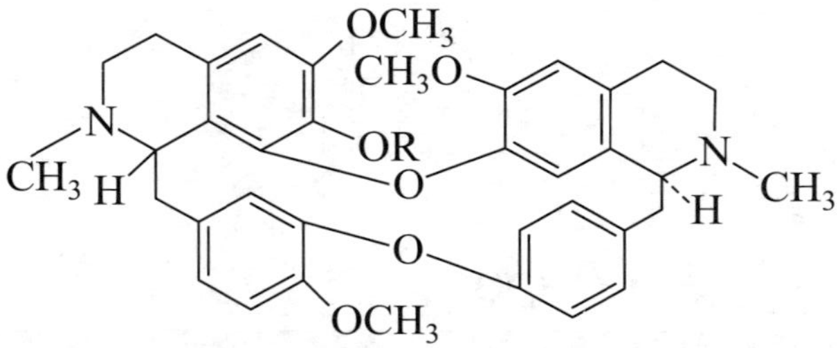 R=CH₃ 粉防己碱（汉防己甲素） R=H 防己诺林碱（汉防己乙素）	来源于防己科植物粉防己的干燥根。利水消肿，祛风止痛

杂环类，氮原子在环内

异喹啉衍生物

结构类型（特点）	代表化合物	来源及功效
杂环类，氮原子在环内		
2. 原小檗碱类	 小檗碱	来源于毛茛科植物黄连、三角叶黄连或云连的干燥根茎。有抗菌消炎作用，用于治疗胃肠炎、细菌性痢疾等
3. 吗啡烷类	 四氢帕马丁（延胡索乙素）	来源于罂粟科植物延胡索的干燥块茎。镇静止痛
	 R=OH 吗啡 R=OCH_3 可待因	来源于罂粟科植物罂粟果实中的乳汁经干燥而得的鸦片中，吗啡有镇痛、镇静作用，可待因有镇咳作用

结构类型（特点）	代表化合物	来源及功效
杂环类，氮原子在环内 吲哚衍生物 吲哚	利血平	来源于夹竹桃科萝芙木的根。有降压作用
萜类	乌头碱	来源于毛茛科乌头的根。具有镇痛、消炎、麻醉、降压等作用
有机胺类，氮原子在环外	麻黄碱	来源于麻黄科植物草麻黄、中麻黄或木贼麻黄干燥草质茎。有止咳平喘作用

结构类型（特点）	代表化合物	来源及功效
有机胺类，氮原子在环外	 秋水仙碱	来源于百合科植物丽江山慈菇的球茎。有抗癌作用
	 益母草碱	来源于唇形科植物益母草的新鲜或干燥地上部分。有收缩子宫、镇静及利尿等作用

第二节　理化性质

一、性状

生物碱在常温常压下多为无色或白色结晶或粉末状固体，有苦味。少数有颜色，如小檗碱为黄色；少数为液体，如烟碱、槟榔碱等，液体生物碱多有挥发性，在常压下可随水蒸气蒸馏，个别固体生物碱如麻黄碱也有挥发性；极少数生物碱具有升华性，如咖啡因。少数有甜味，如甜菜碱。

二、旋光性

具有手性碳原子或本身为手性分子的生物碱，都有光学活性，大多数为左旋光性。生物碱的旋光性易受pH、溶剂等因素影响。

生物碱的生物活性与旋光性密切相关，通常左旋光体生物活性强于右旋光体，如左旋莨菪碱的散瞳作用比右旋莨菪碱大100倍。

三、溶解性

（一）游离生物碱

1. 脂溶性生物碱　易溶于亲脂性有机溶剂，如三氯甲烷、乙醚、乙酸乙酯等，在三氯甲烷中的溶解度最好；可溶于亲水性有机溶剂如甲醇、乙醇、丙酮；不溶或难溶于水，但能溶于酸水中。

2. 水溶性生物碱　主要指季铵型生物碱（如小檗碱）和氮氧化物的生物碱（如氧化苦参碱），易溶于水，也溶于甲醇、乙醇、正丁醇等极性较大的有机溶剂，难溶于亲脂性有机溶剂。

（二）生物碱盐

生物碱盐一般易溶于水、酸水，可溶于甲醇、乙醇，不溶或难溶于亲脂性有机溶剂。生物碱盐由于酸的种类不同，所形成的生物碱盐的溶解度也有差异。通常情况下，无机酸盐水溶性大于有机酸盐；无机酸盐中含氧酸盐（如硫酸盐、磷酸盐）的水溶性大于卤代酸盐（如盐酸盐）；小分子有机酸盐大于大分子有机酸盐。个别生物碱盐不溶或难溶于水，如盐酸小檗碱。

四、碱性

（一）碱性的产生及强度表示

根据酸碱理论，凡是能给出电子或接受质子的物质为碱。生物碱分子中氮原子上的孤对电子具有给出电子或接受质子的能力而呈碱性。

$$\underset{\text{生物碱}}{\diagup\!\!\!>\!\!N\!:} + H^+ = \left[\underset{\text{生物碱盐}}{\diagup\!\!\!>\!\!N\!:\!H}\right]^+$$

生物碱的碱性强度可用酸式解离常数pK_a表示，pK_a越大，碱性越强，pK_a越小，碱性越弱。根据pK_a的大小不同，将生物碱的碱性分为四类：

极弱碱　$pK_a<2$

弱碱　$pK_a=2\sim7$

中强碱　$pK_a=7\sim11$

强碱　$pK_a>11$

具有季铵键的生物碱一般为强碱，如小檗碱的$pK_a=11.50$，呈强碱性；具有酰胺键的生物碱一般为极弱碱，如秋水仙碱的$pK_a=1.84$，属于不具有碱性的极弱碱。

一般规律是：胍、季铵＞脂氮杂环＞有机胺（仲＞伯＞叔）＞吡啶≈苯胺＞吡咯≈酰胺。

（二）碱性与分子结构的关系

生物碱的碱性强弱受氮原子的杂化方式、空间效应、诱导效应、共轭效应以及分子内氢键等因素的影响。

1. 氮原子杂化方式　生物碱分子中氮原子上孤电子对的杂化方式有三种形式，即sp^3、sp^2、sp，在这三种杂化方式中，p电子成分比例越大，越易供电子，则碱性越强。因此其碱性为$sp^3>sp^2>sp$。如异喹啉碱性小于四氢异喹啉，季铵碱（如小檗碱）因羟基以负离子形式存在而呈强碱性。

异喹啉　$pK_a=5.4$　　　四氢异喹啉　$pK_a=9.5$　　　小檗碱　$pK_a=11.5$

2. 空间效应　虽然质子的体积较小，但是生物碱中的氮原子质子化时，仍受到空间效应的影响，使其碱性增强或减弱。如东莨菪碱分子结构中，氮原子附近的环氧结构形成空间位阻，使其碱性弱于莨菪碱。

莨菪碱　pK_a=9.65　　　　　　东莨菪碱　pK_a=7.50

3. 诱导效应　如果生物碱分子结构中氮原子附近存在供电基团（如烷基），能使氮原子电子云密度增加，而使其碱性增强。但是叔胺碱性弱于仲胺，其原因是叔胺结构中的三个甲基阻碍了氮原子接受质子的能力，因而碱性降低。

pK_a　　　　9.75　　　伯胺10.64　　　仲胺10.70　　　　叔胺9.74

4. 共轭效应　氮原子孤电子对处于p-π共轭体系时，由于电子云密度平均化趋势可使其碱性减弱，如苯胺氮原子上孤电子对与苯环π电子形成p-π共轭体系，而使碱性比环己胺弱得多。

苯胺　pK_a=4.58　　　环己胺　pK_a=10.14

若氮原子处于酰胺结构中，其孤电子对与羰基的π电子形成p-π共轭体系，碱性很弱。如：

胡椒碱　pK_a=1.42　　　　　　咖啡因　pK_a=1.22

5. 分子内氢键　生物碱氮原子孤电子对接受质子生成共轭酸，如在其附近存在羟基、羰基等取代基团时，并且有利于和生物碱共轭酸分子中的质子形成氢键缔合，从而增加了共轭酸的稳定性，而使碱性增强。如伪麻黄碱的碱性稍大于麻黄碱。

五、检识

（一）沉淀反应

大多数生物碱在酸性水溶液或稀醇溶液中能和某些试剂反应，生成难溶于水的复盐或分子络合物沉淀，这种反应称为生物碱沉淀反应。这些能与生物碱形成沉淀的试剂称为生物碱沉淀试剂。见表4-2。

表4-2　常用的生物碱沉淀试剂

试剂名称	化学组成	反应现象
碘化铋钾试剂	$BiI_3 \cdot KI$	橘红色至黄色的无定形沉淀
碘化汞钾试剂	$HgI_2 \cdot 2KI$	类白色沉淀（过量试剂，沉淀复溶解）
碘-碘化钾试剂	$KI \cdot I_2$	红棕色的无定形沉淀
硅钨酸试剂	$SiO_2 \cdot 12WO_3 \cdot nH_2O$	淡黄色或灰白色沉淀
苦味酸试剂	2,4,6-三硝基苯酚	黄色沉淀或结晶（须在中性溶液中进行）
雷氏铵盐（硫氰酸铬铵）试剂	$NH_4^+[Cr(NH_3)_2(SCN)_4]^-$	红色沉淀或结晶（用于季铵碱的分离）

生物碱沉淀反应一般应在酸性水溶液或稀醇溶液中条件下进行，由于各种生物碱对试剂的灵敏度不同，所以在检识生物碱时一般采用三种以上的试剂进行试验，综合判断结果；蛋白质、多肽、多糖、鞣质也可与生物碱沉淀试剂产生沉淀，出现假阳性反应，对试验产生干扰，因此应尽可能排除这些干扰后再进行试验，以提高结果的可靠性；并不是所有的生物碱遇到生物碱沉淀试剂都发生沉淀反应，如麻黄碱，因此，利用沉淀反应可用于检测生物碱的存在；追踪生物碱在提取、分离中的去向；检查提取、分离操作是否完全；用于生物碱的分离和纯化；以及作为薄层色谱的显色剂。

（二）显色反应

一些生物碱的单体纯品能与某些试剂反应，生成具有特殊颜色的产物，不同结构的生物碱产生不同的颜色，这种试剂称为生物碱的显色试剂。如Mandelin试剂为1%钒酸铵的浓硫酸溶液、Frohde试剂为1%钼酸钠或5%钼酸铵的浓硫酸溶液，Marquis试剂是30%甲醛溶液0.2ml与10ml浓硫酸的混合液。生物碱的显色反应只适用于少数生物碱的检识。由于生物碱的显色反应容易受杂质（如蛋白质等）干扰，试验中应注意排除、避免产生假阳性。

（三）色谱检识

1. 薄层色谱法　生物碱薄层色谱常选用硅胶和氧化铝作为吸附剂。由于硅胶本身显弱酸性，能与碱性较强的生物碱形成盐，使R_f值很小、拖尾或形成复斑等，影响色谱效果。因此，对生物碱成分进行硅胶色谱检识时，要借助下列三种方法来中和硅胶自身的微弱酸性，以便获得良好的展开效果：①在制板时，用0.1~0.5mol/L的氢氧化钠溶液代替水，使硅胶薄层显碱性；②在展开剂中加入少量二乙胺或氨水；③在色谱缸中放置一盛有氨水的小杯。

生物碱的薄层色谱法显色方法有：①改良的碘化铋钾试剂喷雾显色法，斑点多显橙色；②在自然光或紫外线灯下观察斑点，此法适用于有颜色或荧光的生物碱。

2. 纸色谱法　生物碱的纸色谱法固定相一般用水、甲酰胺，展开剂常用正丁醇-冰醋酸-水（4：1：5，上层），适合于分离和检识水溶性生物碱、生物碱盐和脂溶性生物碱。

第三节　提取分离

一、提取

生物碱在生物体内以多种形式存在，在提取生物碱时，要考虑生物碱的性质和存在形式，选择适宜的提取溶剂和方法，除个别具有挥发性的生物碱，如麻黄碱可用水蒸气蒸馏法提取外，大多数用溶剂提取法。

（一）脂溶性生物碱的提取

1. 酸水提取法　根据生物碱盐易溶于水，难溶于亲脂性有机溶剂的性质，将生物体内多种形式的生物碱转变为在水中溶解度较大的盐而被析出。酸水提取法常用0.5%~1%盐酸、硫酸为溶剂，提取的操作多用浸渍法、渗滤法。提取流程如下：

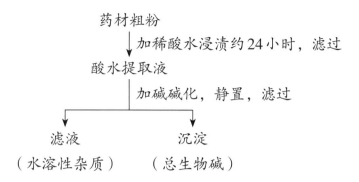

酸水提取液因体积较大，浓缩困难，水溶性杂质多，可采用以下三种方法做进一步处理。

（1）离子交换树脂提取法：酸水提取液通过阳离子交换树脂柱，使生物碱盐阳离子交换在树脂上，而非碱性化合物随溶液流出柱。树脂用氨水碱化，使生物碱从树脂上游离出来，再将树脂用有机溶剂洗脱。洗脱液浓缩后即可得到游离的总生物碱。其反应过程如下：

$$\text{R-SO}_3^-\text{H}^+ + (\text{BH})^+ \longrightarrow \text{R-SO}_3^-(\text{BH})^+ + \text{H}^+$$

磺酸型阳离　生物碱盐
子交换树脂

$$\text{R-SO}_3^-(\text{BH})^+ + \text{NH}_4\text{OH} \longrightarrow \text{R-SO}_3^-\text{NH}_4^+ + \text{B} + \text{H}_2\text{O}$$

这种处理方法所得到的生物碱纯度高，有机溶剂用量少，离子交换树脂再生后可反复使用。

（2）有机溶剂萃取法：酸水提取液用碱液氨水、石灰水等碱化，使生物碱盐转变为生物碱，再用亲脂性有机溶剂三氯甲烷、乙醚等萃取，合并萃取液，回收有机溶剂即可得到总生物碱。

（3）沉淀法：酸水提取液加碱液碱化，使生物碱在水中游离而沉淀析出。

2. 醇类溶剂提取法　利用生物碱及其盐都可溶于甲醇和乙醇的性质进行提取，选用回流、浸渍或渗漉等方法。甲醇的溶解性能比乙醇好，但毒性较大，除实验室有特殊要求外，生产中多数选用乙醇为生物碱的提取溶剂。此法提取液易浓缩，水溶性杂质少，提取液浓缩后，需采用酸水溶解，有机溶剂萃取法做进一步纯化。

3. 亲脂性有机溶剂提取法　利用生物碱易溶于亲脂性有机溶剂的性质进行提取，可采用浸渍、回流或连续回流等方法。由于生物碱多以盐的形式存在于生物组织中，在用亲脂性溶剂提取时，先用碱水（氨水、石灰乳等）将药材粗粉润湿，既可使药材吸水膨胀，又能使生物碱游离，再用亲脂性有机溶剂三氯甲烷等提取。如果提取液中杂质多，也可采用酸水溶解，有机溶剂萃取法做纯化处理。

（二）水溶性生物碱的提取

将中药提取物中脂溶性生物碱提出后，若碱水层仍能检识出生物碱，说明此药材中含有水溶性生物碱，可用雷氏铵盐沉淀法和溶剂法进行提取。

1. 沉淀法　利用季铵型生物碱与雷氏铵盐沉淀试剂生成雷氏复盐难溶于水而沉淀析出，将季铵型生物碱从碱水层中提取出来。

其操作过程是将季铵型生物碱的水溶液调pH至酸性，加入新配制的雷氏铵盐饱和水溶液至不再有沉淀生成，取沉淀用少量水洗涤后加丙酮溶解，滤过，向滤液中加入硫酸银饱和水溶液，形成雷氏银盐沉淀，滤过。滤液中加入计算量的氯化钡溶液滤除沉淀，最后滤液即为季铵型生物碱的盐酸盐。其反应过程如下：

$$B+NH_4\left[Cr(NH_3)_2(SCN)_4\right] \longrightarrow B\left[Cr(NH_3)_2(SCN)_4\right]\downarrow + NH_4^+$$

$$2B\left[Cr(NH_3)_2(SCN)_4\right]+Ag_2SO_4 \longrightarrow 2Ag\left[Cr(NH_3)_2(SCN)_4\right]+B_2SO_4$$

$$B_2SO_4+BaCl_2 \longrightarrow BaSO_4\downarrow + 2BCl$$

其中B代表生物碱

2. 溶剂法　利用水溶性生物碱能溶于极性较大但又与水不混溶的有机溶剂（如正丁醇）的性质，采用两相溶剂萃取法，将水溶性生物碱提取出来。

二、分离

提取得到的总生物碱是多种生物碱的混合物，需要进一步分离。一般先将总碱进行初步分离，然后再根据溶解性、酸碱性和极性的差异进行单体分离。

（一）总生物碱的分离

根据生物碱溶解性和碱性的差异，将总生物碱按碱性强弱、酚性有无及是否水溶性初步分类，即弱碱性生物碱、中强碱性生物碱和水溶性生物碱三大部分，再将前两部分根据生物碱中是否有酚羟基，分成酚性和非酚性两类。分离流程如下：

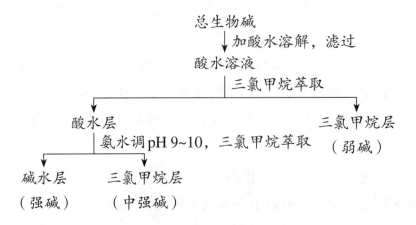

（二）单体生物碱的分离

1. 利用生物碱碱性的差异进行分离　总生物碱中各单体生物碱的碱性之间存在着一定的差异，可在不同的条件下分离，称为pH梯度法。

操作方法有两种：一种是将总生物碱溶于酸水，加适量的碱液后，用有机溶剂萃取，则碱性较弱的生物碱先游离而转溶于有机溶剂层中，与碱性较强的生物碱分离。加入碱水时pH由低到高逐渐增加，生物碱依碱性由弱到强逐渐游离。如莨菪碱和东莨菪碱的分离：

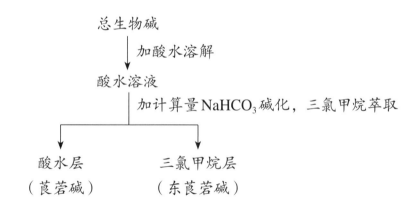

莨菪碱　pK_a=9.65　　　　　东莨菪碱　pK_a=7.50

东莨菪碱结构中三元氧环的空间位阻作用，降低了氮原子给出电子对的能力，碱性比莨菪碱弱，借此可将两者分离。流程如下：

总生物碱
↓ 加酸水溶解
酸水溶液
↓ 加计算量NaHCO₃碱化，三氯甲烷萃取

酸水层　　　　　三氯甲烷层
（莨菪碱）　　　（东莨菪碱）

另一种是将总生物碱溶于亲脂性有机溶剂，用适量的酸水萃取，则碱性较强的生物碱先成盐而溶于酸水溶液中，与碱性较弱的生物碱分离。加酸液时，pH由高到低依次萃取，生物碱可按碱性由强到弱先后成盐依次被萃取出而分离。再将酸水溶液碱化，转溶于有机溶剂，即可获得生物碱单体。在进行pH梯度法前，多用缓冲纸色谱法作萃取分离的先导，根据生物碱混合物中碱性强弱的不同，采用不同pH缓冲液来萃取分离。

2. 利用生物碱或生物碱盐溶解度的差异进行分离　由于结构的差异，使生物碱在溶剂中的溶解度不同，可利用此性质进行分离。如苦参碱与氧化苦参碱的分离：

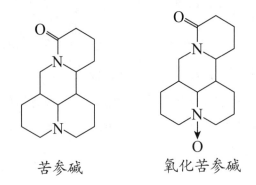

苦参碱   氧化苦参碱

氧化苦参碱为苦参碱的氮氧化物，亲水性强，在乙醚中溶解度很小。向总碱的三氯甲烷溶液中加入大约10倍量乙醚，可使氧化苦参碱沉淀析出。

总碱 —加适量三氯甲烷→ 三氯甲烷液 —加10倍量以上的乙醚→ 母液（苦参碱）／沉淀（氧化苦参碱）

有些生物碱盐比生物碱易于结晶，可利用生物碱与不同酸生成的盐在溶剂中溶解度的差异进行分离。如利用草酸麻黄碱在水中的溶解度小于草酸伪麻黄碱将两者分离。

3. 利用生物碱特殊官能团进行分离

（1）具有酚羟基的酸碱两性生物碱，在碱性溶液中生成盐而溶于水，而非酚性生物碱不溶于碱水，利用该性质将两者分离。如阿片中吗啡和可待因的分离，是向两者的三氯甲烷混合液中加5%氢氧化钠水溶液进行萃取，吗啡转溶到碱水层，而可待因仍然留在三氯甲烷层得以分离。

（2）具有内酯或内酰胺结构的生物碱，可在碱性水溶液中加热皂化开环生成溶于水的羧酸盐，酸化后环合，与不具有这类结构的化合物分离。

4. 利用色谱法进行分离　结构相似、性质相近的生物碱，要选用色谱法进行分离，才能达到较好的分离效果。

课堂互动

1. 生物碱的提取方法主要包括哪些？
2. 生物碱单体成分的分离方法包括哪些？

三、实例——麻黄生物碱类

麻黄为麻黄科植物草麻黄（*Ephedra sinica* Stapf.）、中麻黄（*Ephedra intermedia*

Schrenk et C.A.Mey.）或木贼麻黄（*Ephedra equisetina* Bge.）的干燥草质茎。具有发汗散寒、宣肺平喘、利水消肿的功效。

麻黄中主要含有麻黄碱，其含量占总碱的40%~90%；其次为伪麻黄碱；此外，还含甲基麻黄碱、甲基伪麻黄碱、去甲基麻黄碱、去甲基伪麻黄碱等。麻黄碱活性比较强，具有镇咳平喘，扩张支气管、升高血压、兴奋中枢神经系统等作用；伪麻黄碱的作用比麻黄碱弱，常用于复方感冒药中，用于减轻鼻黏膜充血。

麻黄中的生物碱属于有机胺类生物碱。麻黄碱和伪麻黄碱互为立体异构体。

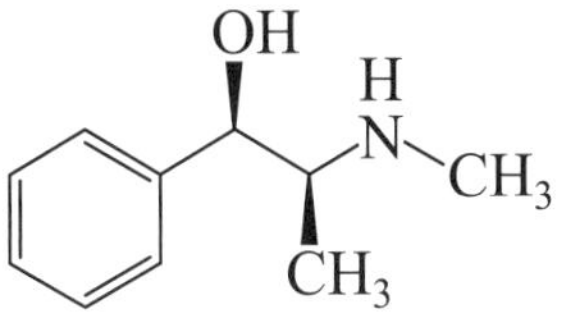

（一）理化性质

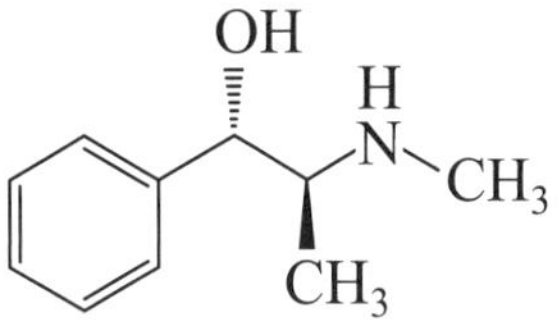

1. 性状　麻黄碱和伪麻黄碱为无色结晶，两者均具有挥发性。

2. 碱性　麻黄碱和伪麻黄碱结构中的氮原子具有仲胺结构，属于中强碱，伪麻黄碱的碱性稍大于麻黄碱。

3. 溶解性　游离麻黄碱和伪麻黄碱易溶于乙醇，可溶于三氯甲烷、乙醚等溶剂。麻黄碱由于分子较小也可溶于水，在水中，伪麻黄碱的溶解度小于麻黄碱，两者与草酸结合成盐后，草酸麻黄碱难溶于水，草酸伪麻黄碱可溶于水，借此性质可将两者分离。

（二）提取与分离

1. 水蒸气蒸馏法　由于游离麻黄碱和伪麻黄碱均具有挥发性，故可用水蒸气蒸馏法提取。

2. 溶剂法　利用麻黄生物碱可溶于水和有机溶剂的性质进行提取；将麻黄的水提取液碱化，用甲苯萃取出游离状态的生物碱，再根据麻黄碱和伪麻黄碱草酸盐溶解度的差异进行分离。

麻黄中生物碱的提取分离流程

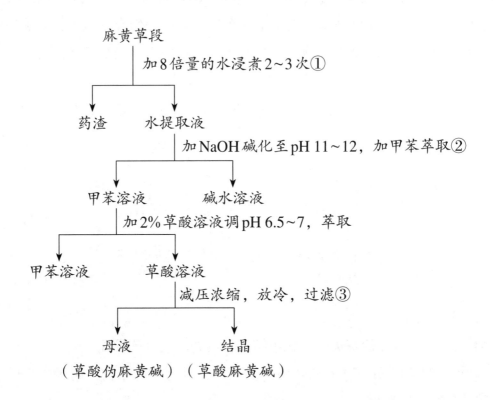

分析：①麻黄生物碱在药材中以盐的形式存在，可溶于水；②碱化，使麻黄生物碱游离而溶于甲苯中，与水溶性杂质相分离；③利用草酸麻黄碱难溶于水，而草酸伪麻黄碱可溶于水的性质，将两者相分离。

（三）检识

麻黄生物碱与大多数生物碱沉淀试剂不产生沉淀，可用显色反应方法检识。

1. 二硫化碳–硫酸铜反应　在麻黄碱或伪麻黄碱的乙醇溶液中分别加二硫化碳、硫酸铜和氢氧化钠试液各2滴，产生黄棕色沉淀。

2. 铜络盐反应　在麻黄碱或伪麻黄碱的水溶液中分别加硫酸铜和氢氧化钠试液，溶液显蓝紫色，加入乙醚振摇、放置后，乙醚层显紫红色，水层显蓝色。

● · · · · 章末小结

1.　结构类型　可按植物来源分类，如麻黄生物碱类、黄连生物碱类、苦参生物碱类等。目前多采用化学结构分类法，主要为杂环类生物碱、萜类生物碱、有机胺类生物碱。

2. 性状　生物碱多为无色或白色结晶或粉末状固体，具有苦味。

3. 旋光性　具有手性碳原子或本身为手性分子的生物碱，都有光学活性，大多数为左旋光性。

4. 溶解性　脂溶性生物碱易溶于亲脂性有机溶剂，可溶于亲水性有机溶剂，不溶或难溶于水，能溶于酸水。季铵型生物碱和氮氧化物的生物碱，易溶于水，也溶于甲醇、乙醇、正丁醇等极性较大的有机溶剂，难溶于亲脂性有机溶剂。生物碱盐一般易溶于水，可溶于甲醇、乙醇，不溶或难溶于亲脂性有机溶剂。

5. 碱性　pK_a 的值越大，碱性越强。根据 pK_a 的值将生物碱分为四类：极弱碱 $pK_a<2$，弱碱性生物碱 $pK_a=2\sim7$，中强碱性生物碱 $pK_a=7\sim11$，强碱性生物碱 $pK_a>11$。生物碱的碱性强弱受氮原子的杂化方式、空间效应、诱导效应、共轭效应以及分子内氢键等因素的影响。

6. 生物碱沉淀反应

（1）注意事项：①必须在稀酸水溶液中进行；②一般采用三种或三种以上的生物碱沉淀试剂进行试验，综合判断结果；③尽可能排除干扰后再进行试验；④并不是所有的生物碱遇到生物碱沉淀试剂都发生沉淀反应。

（2）应用：①利用沉淀反应可用于检测生物碱的存在；②追踪生物碱在提取、分离中的去向；③检查提取、分离操作是否完全；④用于生物碱的分离和纯化；⑤作为薄层色谱的显色剂。

7. 游离生物碱和生物碱的盐都可以用酸水提取法、醇类溶剂提取法进行提取。提取得到的总生物碱是多种生物碱的混合物，在进行初步分离后，还要再根据溶解性、酸碱性、极性和特殊官能团的差异进行单体生物碱的分离。

8. 《中国药典》（2020年版）一部规定：麻黄的质量控制成分是盐酸麻黄碱和盐酸伪麻黄碱；苦参的质量控制成分是苦参碱和氧化苦参碱；黄连的质量控制成分是盐酸小檗碱；川乌的质量控制成分是乌头碱、次乌头碱和新乌头碱；洋金花质量控制成分是硫酸阿托品、氢溴酸东莨菪碱。

一、 选择题

A型题（1~8题）

1. 生物碱结构最显著的特征是含有（　　　）

　　A. 硫原子　　　　　　　　B. 氮原子　　　　　　C. 氢原子

　　D. 氧原子　　　　　　　　E. 碳原子

2. 麻黄碱的结构类型是（　　　）

　　A. 吡咯类　　　　　　　　B. 吡啶类　　　　　　C. 喹啉类

　　D. 异喹啉类　　　　　　　E. 有机胺类

3. 可用水蒸气蒸馏法提取的生物碱是（　　　）

　　A. 小檗碱　　　　　　　　B. 麻黄碱　　　　　　C. 莨菪碱

　　D. 东莨菪碱　　　　　　　E. 苦参碱

4. 一般为水溶性且碱性最强的生物碱是（　　　）

　　A. 季铵碱　　　　　　　　B. 伯胺碱　　　　　　C. 仲胺碱

　　D. 叔胺碱　　　　　　　　E. 酰胺

5. 生物碱碱性的表示方法常用（　　　）

　　A. R_f　　　　　　　　　B. K_a　　　　　　　C. K_b

　　D. pK_a　　　　　　　　E. pK_b

6. 生物碱盐一般难溶于（　　　）

　　A. 甲醇　　　　　　　　　B. 乙醇　　　　　　　C. 乙醚

　　D. 酸水　　　　　　　　　E. 水

7. 使东莨菪碱的碱性比莨菪碱弱的影响因素是（　　　）

　　A. 氮原子的杂化方式　　　B. 共轭效应　　　　　C. 空间位阻

　　D. 分子内氢键　　　　　　E. 诱导效应

8. 生物碱沉淀反应的条件是（　　　）

　　A. 碱水　　　　　　　　　B. 酸水　　　　　　　C. 水

　　D. 乙醚　　　　　　　　　E. 95%乙醇

B型题（9~20题）

　　A. 吗啡　　　　　　　　　B. 乌头碱　　　　　　C. 莨菪碱

　　D. 麻黄碱　　　　　　　　E. 小檗碱

9. 中药麻黄中所含的主要有效成分是（　　　）

10. 中药黄连中所含的主要有效成分是（　　　）

11. 中药附子中有毒性的成分是（　　　）

　　A. 深绿色　　　　　　　B. 樱红色　　　　　　C. 橘红色沉淀

　　D. 红棕色沉淀　　　　　E. 类白色沉淀

12. 生物碱与碘化铋钾试剂反应产生（　　　）

13. 生物碱与碘化汞钾试剂反应产生（　　　）

14. 碘–碘化钾试剂反应产生（　　　）

　　A. 三氯化铁　　　　　　B. 改良的碘化铋钾　　C. 碘化铋钾

　　D. 醋酸镁　　　　　　　E. 雷氏铵盐

15. 常用于检识生物碱类成分的沉淀试剂是（　　　）

16. 常用于分离季铵碱的是（　　　）

17. 生物碱的薄层色谱法常用的显色剂是（　　　）

　　A. 生物碱　　　　　　　B. 强心苷　　　　　　C. 碱水

　　D. 蒽醌　　　　　　　　E. 在乙醚中的溶解度不同

18. 酸溶碱沉淀法适合提取、分离的成分是（　　　）

19. 用亲脂性有机溶剂提取法提取生物碱前用于湿润药材的溶液是（　　　）

20. 分离苦参碱和氧化苦参碱是利用两者（　　　）

　　X型题（21~24题）

21. 游离生物碱一般可溶于（　　　）

　　A. 酸水　　　　　　　　B. 碱水　　　　　　　C. 水

　　D. 乙醇　　　　　　　　E. 三氯甲烷

22. 常用的提取生物碱的方法有（　　　）

　　A. 碱溶酸沉淀法　　　　B. 酸溶碱沉淀法

　　C. 乙醇溶剂提取法　　　D. 亲脂性有机溶剂提取法

　　E. 水提取乙醇沉淀法

23. 生物碱的分离依据是（　　　）

　　A. 根据生物碱碱性的差异进行分离

　　B. 根据游离生物碱在有机溶剂中的溶解度的差异进行分离

　　C. 根据生物碱盐在水中的溶解度的差异进行分离

　　D. 根据季铵型生物碱与其他游离生物碱在水中的溶解度的差异进行分离

E. 根据生物碱的极性不同利用色谱法进行分离

24. 常用于检识生物碱的试剂是（　　　）

    A. 碘－碘化钾　　　　　　B. 碘化铋钾　　　　　　C. 硫酸铜－氢氧化钠

    D. 碘化汞钾　　　　　　　E. 二硫化碳－硫酸铜

二、 简答题（25~26题）

25. 生物碱按结构可分为几种类型？写出基本母核并举例。

26. 从中药中提取生物碱常用的方法有哪些？

（王　芬）

实训四　防己中粉防己碱和防己诺林碱的提取分离与检识

【实训目标】

1. 能够运用回流提取法、蒸馏回收法对防己中的总碱进行提取和浓缩。

2. 能够运用两相溶剂萃取法将防己总生物碱中的脂溶性生物碱和水溶性生物碱分离精制。

3. 学会运用生物碱沉淀反应鉴定生物碱的存在。

4. 熟悉分液漏斗的使用、沉淀反应的操作过程及注意事项。

5. 妥善做好试剂、有毒溶剂的回收管理；实训室要经常开窗通风。

【实训原理】 防己为防己科植物粉防己（*Stephania tetrandra* S. Moore）的干燥根。具有祛风止痛、利水消肿的功效，用于风湿痹痛、湿疹疮毒、水肿脚气、小便不利等证。

防己中主要成分为生物碱，总碱含量约1%~2%，主要有粉防己碱、防己诺林碱和轮环藤酚碱等生物碱。粉防己碱、防己诺林碱属脂溶性生物碱，轮环藤酚碱属水溶性生物碱。《中国药典》（2020年版）一部规定，防己中含粉防己碱与防己诺林碱的总量不得少于1.4%。

R=CH₃　粉防己碱（汉防己甲素）

R=H　　防己诺林碱（汉防己乙素）

轮环藤酚碱（汉防己丙素）

本实验利用防己总生物碱可溶于乙醇的性质进行回流提取，得到的总碱加盐酸使之成盐溶于水而与共存的脂溶性杂质分离；酸水溶液用碱调pH至9.5~10，加亲脂性有机溶剂进行两相溶剂萃取，粉防己碱和防己诺林碱转溶到亲脂性有机溶剂层，而水溶性轮环藤酚碱仍然存在于碱水溶液中得以分离。

【实训内容】

一、试药和仪器

防己粗粉、HCl、无水Na₂SO₄、氨水、95%乙醇、三氯甲烷、丙酮、甲醇、碘化铋钾试剂、碘化汞钾试剂，硅钨酸试剂。

回流装置、常压蒸馏装置、抽滤装置、分液漏斗、锥形瓶、烧杯、试管、量筒。

二、实训步骤

1. 防己总生物碱的提取　取防己粗粉100g，置500ml的圆底烧瓶中，加95%乙醇300ml浸泡过夜，安装回流提取装置，水浴加热回流1h，过滤，残渣再加约250ml 95%乙醇，依上法水浴加热回流40min，过滤，合并2次滤液，放冷，如有絮状物析出，需抽滤除去，将澄清液常压蒸馏，浓缩至糖浆状。向糖浆状总生物碱提取物中加入约100ml 1%盐酸溶液，充分搅拌，使生物碱溶解，不溶物呈树脂状析出，静置，过滤，沉淀以1%盐酸少量分次洗涤，每次约5~10ml，直至洗液对生物碱沉淀试剂不发生反应为止，合并酸水滤液和洗液。

2. 脂溶性生物碱和水溶性生物碱的分离　将酸水合并液移至分液漏斗中，加被萃取液体积1/2量的三氯甲烷做萃取剂，滴加浓氨水调节pH至9.5~10，轻轻振摇萃取，静置，分取三氯甲烷层。碱水层继续用三氯甲烷萃取剂萃取3次，合并三氯甲烷萃取液，其中含有脂溶性的粉防己碱和防己诺林碱，碱水层中含有水溶性轮环藤酚碱。

3. 检识

（1）供试品溶液的制备：将三氯甲烷萃取液再移至分液漏斗中，用1%盐酸萃取3次，合并后的盐酸萃取液作供试品溶液备用。

（2）沉淀反应：取供试品溶液6ml分置于3支小试管中，分别滴加碘化铋钾试剂、碘化汞钾试剂、硅钨酸试剂2~3滴。观察颜色变化及有无沉淀产生。

【实训注意】

1. 提取分离之前，可增加药材的生物碱鉴别试验。方法：取防己药材粉末2g，置小烧杯中，加1%盐酸20ml，浸泡1h，过滤，将滤液置100ml分液漏斗中，用浓氨水调pH9.5，加三氯甲烷10ml萃取两次，分取三氯甲烷层，再用1%盐酸10ml萃取，分取酸水层，进行生物碱的沉淀反应，判断生物碱是否存在。

2. 常压蒸馏前，防己总碱的滤液如有絮状物析出，需抽滤除去，将澄清液常压蒸馏。

3. 两相溶剂萃取法操作时，注意不要用力振摇，分液漏斗轻轻旋转摇动，适当延长振摇时间，避免产生乳化现象。若发生严重乳化现象，难以分层时，可用以下方法进行处理：①用玻璃棒在乳化层处顺一个方向轻轻搅拌；②加中性盐使溶液饱和，利用盐析作用使两液分层；③将乳化层分出，通过抽滤，使两层分离等。

4. 在进行两相溶剂萃取时，尽量萃取完全，提尽生物碱，防止生物碱丢失而影响收率。

5. 生物碱的沉淀反应必须在稀酸溶液中进行，要尽可能的排除一些干扰因素的存在，必须采用3种以上的生物碱沉淀试剂进行同时检识。

【实训结果】

1. 防己总生物碱的提取　防己粗粉_____g，置_____中，加95%乙醇，第一次_____ml，第二次_____ml回流提取。总提取液体积_____ml。

2. 脂溶性生物碱的分离　将糖浆状总生物碱提取物，加入_____约_____ml，静置，倾出上清液，沉淀以1%盐酸少量分次洗涤，每次约_____ml，合并洗液和滤液，分液漏斗中，加三氯甲烷_____ml，滴加浓氨水至pH_____，振摇萃取，共萃取_____次，三氯甲烷液总量为_____ml，最后得到的脂溶性总生物碱_____g。

3. 检识　生物碱沉淀反应检识结果，见实训表4-1。

实训表 4-1　防己生物碱的沉淀反应

检识项目	反应现象	结果分析
碘化铋钾试剂		
碘化汞钾试剂		
硅钨酸试剂		

【实训检测】

1. 如何鉴别防己药材中是否含有生物碱?

2. 常压蒸馏,萃取操作应注意哪些问题?

3. 请把防己总生物碱的提取实训步骤转换成提取分离的流程图,并对流程中的重要环节做简单解析。

4. 简述脂溶性生物碱和水溶性生物碱的分离操作步骤。

（王　芬）

第五章
萜类和挥发油类

预习提示

• 有机化学中萜的相关内容。

• 挥发油的化学组成、理化性质。

• 挥发油的提取分离方法。

学习目标

• 掌握挥发油的定义、化学组成、理化性质和挥发油常用的提取方法。

• 熟悉萜类化合物的结构分类以及部分单萜、倍半萜的生物活性。

• 了解萜类化合物的理化性质、挥发油的检识方法。

• 学会选择适当的方法从天然药物中提取挥发油，能够运用适当方法检识挥发油成分。

• 具有从事医药工作所应有的良好的职业道德、科学的工作态度、严谨细致的专业作风。

⊙ 情境导入

情境描述：

  屠呦呦，药学家，突出贡献是创制了新型抗疟药——青蒿素和双氢青蒿素，国家最高科学技术奖、改革先锋奖章、共和国勋章获得者。

  1967年5月，中国启动了旨在帮助越南解决抗药性疟疾流行问题的"523项目"，集中全国医药力量研制新型抗疟疾药。1969年1月，"523项目"领导小组提出中药配合介入该项目，任命屠呦呦为组长。

  屠呦呦接受任务后，研究初期不是很顺利，后来受到东晋葛洪《肘后备急方》中"青蒿一握，水一升渍，绞取汁服"这一描述的启发，意识到很有可能是水煎的高温破坏了青蒿中的活性成分，于是改用了乙醚冷浸的方法低温提取，最终在1971年，发现黄花蒿的提取物对疟原虫的抑制率达

100%，继而又分离出有效成分"青蒿素"。

学前导语：

青蒿来源于菊科植物黄花蒿 *Artemisia annua* L.的干燥地上部分，具有清虚热，除骨蒸，解暑热，截疟，退黄功效。《中国药典》（2020 年版）一部中以黄花蒿的乙醇浸出物为质量评价标准，浸出物中抗疟疾的有效成分是青蒿素，从结构上来讲，青蒿素属于萜类化合物中的倍半萜内酯，符合 $(C_5H_8)_n$ 的通式。本章将对其结构、性质、提取分离方法等做详细介绍。

第一节　萜类

萜类化合物种类繁多、数量巨大，且具有广泛生物活性的一大类重要的天然药物化学成分，除主要存在于植物外，在海洋生物中也有大量发现，是各类天然物质中种类最多的一类成分，目前发现的萜类化合物已超过 22 000 种。

萜类化合物是指由若干个异戊二烯单元 $(C_5H_8)_n$ 组成的化合物及其衍生物的总称。按异戊二烯单元的个数可分为以下类型，见表 5-1。

表 5-1　萜类化合物的分类及分布

类别	碳原子数	异戊二烯单元数 /n	存在分布
单萜	10	2	挥发油
倍半萜	15	3	挥发油
二萜	20	4	树脂、苦味素、叶绿素
二倍半萜	25	5	海绵、植物病菌等
三萜	30	6	皂苷、树脂、植物汁等
四萜	40	8	胡萝卜素等
多萜	>40	>8	橡胶

本节主要介绍萜中的单萜、倍半萜、二萜以及它们的含氧衍生物。

一、结构分类

单萜、倍半萜、二萜的主要结构类型和代表化合物见表5-2。

表5-2　萜类成分的结构类型及代表化合物

结构类型（特点）		代表化合物	来源及功效
单萜（$n=2$）	链状单萜	柠檬醛	来源于香茅属植物柠檬草等多种植物中，具有止痛、驱蚊作用，同时作为柠檬香料原料用于香料和食品工业中
	单环单萜	薄荷醇	来源于唇形科薄荷的全草，是薄荷挥发油的主要成分，具有祛风、消炎、局部止痛作用
	双环单萜	龙脑	来源于龙脑香科龙脑香树的枝叶和菊科艾纳香的全草，具有发汗、兴奋、解除痉挛、防虫蛀、抗缺氧等作用

结构类型 （特点）	代表化合物	来源及功效
单萜（*n*=2） 双环单萜	樟脑	来源于樟科樟树的根、干、枝和叶，具有局部刺激和防腐作用，可用于神经痛、炎症及跌打损伤的搽剂
环烯醚萜，具有半缩醛结构	梓醇 HOH$_2$C　O—glc	来源于玄参科地黄的块根，具有降血糖、利尿作用
倍半萜（*n*=3） 链状倍半萜	CH$_3$ CH$_3$ CH$_2$OH H$_3$C　CH$_3$ 金合欢醇	来源于豆科合欢的干燥花序，具有芳香味，为重要的高级香料
奠类化合物，具有五元环与七元环并合而成的芳香骨架	莪术醇	来源于姜科莪术的干燥根茎，具有抗肿瘤作用
环状倍半萜，有过氧桥、内酯环存在	青蒿素	来源于菊科黄花蒿的干燥地上部分，具抗恶性疟疾作用

结构类型（特点）	代表化合物	来源及功效
链状二萜	植物醇	广泛存在于植物中，是合成维生素E、维生素K₁的原料
二萜（n=4）　环状二萜	R₁　R₂　R₃ 银杏内酯A　OH　H　H 银杏内酯B　OH　OH　H 银杏内酯C　OH　OH　OH 银杏内酯M　H　OH　OH 银杏内酯J　OH　H　OH	来源于银杏科银杏的根皮及叶中，具有治疗心脑血管疾病的作用
	穿心莲内酯	来源于爵床科植物穿心莲的干燥地上部分，具有祛热解毒、消炎止痛作用
	丹参酮ⅡA	来源于唇形科丹参的干燥根，具有抗菌、消炎、活血化瘀、促进伤口愈合等多方面作用

备注：萜类化合物结构中，随着环数的增加，双键数目减少。

二、理化性质

（一）性状

低分子量的萜类化合物如单萜和倍半萜在常温下多为油状液体，少数为结晶性固体，具挥发性及特异性香气，能随水蒸气蒸馏。分子量较高的萜类化合物如二萜及二倍半萜多为结晶性固体。萜类化合物多具苦味，但也有少数萜具有较强的甜味，如甜菊苷。

（二）溶解性

萜类化合物一般亲脂性较强，易溶于醇及亲脂性有机溶剂，难溶于水。少数萜类化合物含有极性基团，其水溶性增强。

（三）化学性质

分子中含有双键和羰基的萜类化合物，可与某些试剂如卤素、卤化氢、亚硫酸氢钠等发生加成反应，多生成结晶，常用此性质进行萜类化合物的分离和纯化。此外，萜类化合物还可发生氧化反应和脱氢反应。

三、实例——黄花蒿中青蒿素成分的提取分离

黄花蒿别名苦蒿、臭蒿、黄香蒿，为菊科植物黄花蒿的全草。秋季割取，晒干或切段晒干。主要功效为清热解疟，祛风止痒。用于治疗伤暑、疟疾、潮热、小儿惊风、热泻、恶疮疥癣。

黄花蒿中的主要有效成分为青蒿素，青蒿素是一种含有过氧基团的倍半萜内酯类化合物，目前主要从植物黄花蒿中提取得到，是目前治疗疟疾的高效、速效药，其结构如下：

青蒿素

青蒿素为无色或白色针状结晶，易溶于丙酮、乙酸乙酯、三氯甲烷，可溶于甲醇、乙醇、稀乙醇、乙醚及石油醚，几乎不溶于水；在冰醋酸中易溶。由于结构中含有过氧键，对热不稳定；因为有内酯环存在，遇异羟肟酸铁试剂显示红色。

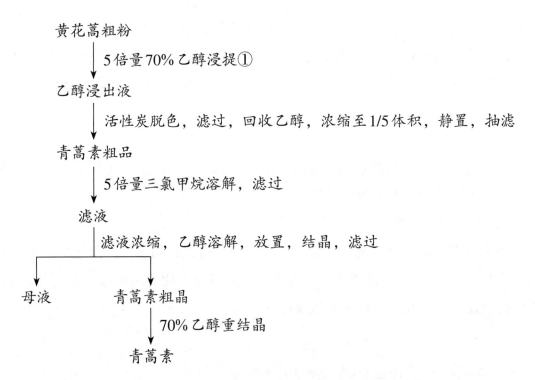

黄花蒿中青蒿素的提取分离

分析：①青蒿素易溶于丙酮、乙酸乙酯、三氯甲烷，可溶于乙醇和乙醚，以上溶剂均可提取青蒿素，但乙醇低毒，故选用70%乙醇作为提取溶剂。青蒿素结构中的过氧键对热不稳定，故采用冷浸法。

第二节　挥发油类

挥发油又称精油，是一类存在于植物中，具有芳香气味，可随水蒸气蒸馏，与水不相混溶的油状液体的总称。挥发油广泛分布于植物界，在我国野生与栽培的芳香植物有56科136属，约近300种，供药用的很多。如菊科的苍术、艾叶、白术等，芸香科的吴茱萸、枳实等，唇形科的薄荷、荆芥、藿香等，木兰科的八角茴香、厚朴等。挥发油存在于植物的根、茎、叶、花、果实、果皮或植物的一些特殊组织中，如腺毛、油室、油管、分泌细胞或树脂道。挥发油在植物中的含量一般在1%以下，也有少数达10%以上，如丁香中含丁香油高达14%~21%。

挥发油多具有祛痰、止咳、平喘、祛风、健胃、解热、镇痛、抗菌消炎的作用。例如香柠檬油对淋球菌、葡萄球菌、大肠埃希菌和白喉杆菌有抑制作用；丁香油有局部麻醉、止痛的作用；土荆芥油有驱虫作用；薄荷油有清凉、祛风、消炎、局部麻醉的作用等。

🔗 知识链接

精油的应用

精油也叫挥发油，其应用历史非常悠久。在古埃及，人们用精油制作木乃伊，因为檀香精油具有防腐的功效。随着时代的发展，人们保健意识的增强，精油广泛应用于美容、瘦身、推拿、刮痧等领域。薰衣草精油是精油中的"万能油"，有近70种药理作用，对于受损的皮肤组织如刀伤、灼伤等有明显的修复作用，因此薰衣草又被称为"香草之后"。玫瑰精油号称"液体黄金"，可作为香料添加到食品、化妆品和香水中。

在日常生活中，用生姜精油泡脚可以祛风除湿；将艾草精油滴于下腹部进行按摩，可以温经通络、祛寒止痛，缓解宫寒引起的痛经问题；一些精心调配制成的精油还可以帮助戒烟，因为它会带来类似于吸烟的放松与舒适感。

一、化学组成

挥发油是混合物，其化学组成比较复杂，一种挥发油往往含有数十乃至数百种成分。

挥发油中所含的化学成分按化学结构可以分为四种类型，分别为萜类化合物、芳香族化合物、脂肪族化合物、含硫和含氮的化合物以及它们的含氧衍生物，见表5-3。

表5-3 挥发油的组成及代表化合物

结构类型（特点）	代表化合物	来源及功效
萜类化合物：单萜、倍半萜以及它们的含氧衍生物是挥发油的主要成分，其含氧衍生物赋予挥发油生物活性和芳香气味	柠檬烯	柑属柠檬等果皮，具有镇咳、祛痰、抗菌作用

结构类型（特点）	代表化合物	来源及功效
芳香族化合物：占比仅次于萜类化合物。大多为苯丙素衍生物，结构多具有 C_6-C_3 基本骨架	CH=CH—CHO 桂皮醛	樟科肉桂的干燥树皮中，具有镇痛、镇静、抗惊厥作用
脂肪族化合物：占比更少。主要是一些小分子链状化合物，具有挥发性	$H_3C-\overset{O}{\overset{\|}{C}}-(CH_2)_8CH_3$ 甲基正壬酮	三白草科蕺菜的地上部分，具有抗菌消炎、镇痛镇咳等作用
含氮、含硫化合物：少数挥发油中有含硫和含氮的化合物，往往有刺激或不愉快的气味	$H_2C=CH-CH_2-N=C=S$ 异硫氰酸烯丙酯	十字花科黑芥子的种子，具有抗菌作用

二、理化性质

（一）性状

1. 颜色　挥发油在常温下大多为无色或微黄色的油状液体，有少数溶有色素而显现出一定的颜色。如在挥发油分馏时，高沸点馏分出现蓝色、紫色或绿色的现象时，表示可能有奥类化合物的存在。洋甘菊油含有奥类化合物而显蓝色，苦艾油显蓝绿色，麝香草油显红色。

2. 形态　挥发油在常温下为透明液体，低温放置时某些挥发油中含量高的成分可析出结晶，这种析出物习称为"脑"，如薄荷脑、樟脑等。滤除脑的挥发油被称为"脱脑油"。

3. 气味　大多数挥发油具有强烈的香气，少数有其他特殊的气味，如鱼腥草油有鱼腥味、土荆芥油有臭气。挥发油的气味往往作为鉴别或判断其品质优劣的重要依据。

（二）溶解性

从化学组成上看，挥发油为有机化合物，分子极性小，根据"相似相溶"原理，挥发油易溶于石油醚、乙醚、三氯甲烷和二硫化碳等有机溶剂中，难溶于水。挥发油在水中只能溶解极少量的含氧化合物，医药上常用这一性质制备芳香水剂，如薄荷水等。

（三）挥发性

挥发油在常温下可自行挥发不留任何痕迹，这是挥发油与脂肪油的显著区别。该性质可用作油斑试验区别挥发油和脂肪油，还可用于水蒸气蒸馏法提取挥发油。

（四）不稳定性

挥发油对光、空气和热均比较敏感，与空气、光线长期接触会逐渐氧化变质，使其相对密度增加、颜色变深、失去原有的香气，并逐渐聚合成树脂样物质，不能再随水蒸气蒸馏。因此，挥发油宜装满在密闭的棕色瓶中，低温阴凉处保存。

🔗 知识链接

　　李女士最近睡眠不好，听说薰衣草有助于睡眠，于是买来一瓶薰衣草精油，把瓶盖打开放置在房间里。刚开始，房间里有一股淡淡的薰衣草味，她的睡眠质量也提高了。可是过了一段时间，薰衣草精油就没有香味了，更别说帮助睡眠了。李女士很纳闷，明明还有大半瓶，为什么突然就没有香味了呢？学完这一节，请你帮李女士分析一下到底是什么原因。我们今后在使用挥发油的时候，要注意哪些问题？

（五）物理常数

挥发油是由多种成分组成的混合物，由于各种挥发油的化学成分种类及比例基本稳定，其物理常数有一定的范围，据此可以根据物理常数鉴别不同类型的挥发油。

1. 相对密度　挥发油的相对密度为0.85~1.065。多数挥发油的密度比水小，习称"轻油"；少数挥发油的密度比水大，如丁香油、桂皮油等，习称"重油"。

2. 折光性　具有强折光性，折光率为1.43~1.61。折光率是评价挥发油质量的首选理化指标。

3. 旋光性　挥发油为混合物，基本上都含有手性碳，具有光学活性，比旋度在 $-117°$ ~ $+97°$ 范围内。

4. 沸点　挥发油无确定的沸点，通常沸点为70~300℃，可用分馏法分离。

（六）化学常数

表示挥发油质量的化学指标包括酸值、酯值、皂化值、碘价。

1. 酸值　酸值是代表挥发油中游离羧酸和酚类成分含量的指标。以中和1g挥发油中的游离酸性成分所消耗的氢氧化钾的毫克数表示。

2. 酯值　酯值是代表挥发油中酯类成分含量的指标。用水解1g挥发油中所含的酯所需要的氢氧化钾的毫克数表示。

3. 皂化值　皂化值是代表挥发油中所含的游离羧酸、酚类成分和结合态酯总量的指标。它是以中和并皂化 1g 挥发油中含有的游离酸性成分与酯类所需的氢氧化钾的毫克数表示。实际上皂化值是酸值与酯值之和。

🔗 **知识链接** ··

1. 挥发油、脑、脱脑油三者之间有什么关系？
2. 挥发油一般可以溶于哪些溶剂，依据是什么？
3. 怎么区分"轻油"和"重油"，依据是什么？

（七）挥发油的检识

1. 一般检识　将挥发油制成的石油醚溶液或将挥发油直接滴在滤纸上，如滤纸上的油斑在空气中挥散，则可能含有挥发油；如果油斑不消失，则可能含有油脂。

2. 物理常数检识　折光率、相对密度、比旋度是鉴定挥发油常用的物理常数。如折光率不合格，则其余项目无须再测定，表明该挥发油的品质不合格。

3. 化学常数测定　化学常数不仅反映了挥发油含氧衍生物和双键的含量，还可以作为检查挥发油质量优劣的依据。当挥发油发生变质时，含氧衍生物的量会增加，不饱和双键减少，化学常数中的酸值、酯值、皂化值会相应增高，碘价会相应降低。

4. 官能团的鉴定

（1）酚类：将少许挥发油溶于乙醇中，加入三氯化铁的乙醇溶液，如产生蓝、蓝紫或绿色，表示挥发油中有酚类成分存在。

（2）羰基化合物：用硝酸银的氨溶液检查挥发油，如发生银镜反应，表示有醛类等还原性成分存在。挥发油的乙醇溶液加 2,4- 二硝基苯肼、氨基脲、羟胺等试剂，如产生结晶衍生物沉淀，表明有醛或酮类存在。

（3）不饱和化合物和薁类衍生物：于挥发油的三氯甲烷溶液中滴加溴的三氯甲烷溶液，如红色褪去表示油中含有不饱和化合物；继续滴加溴的三氯甲烷溶液，如产生蓝色、紫色或绿色，则表明油中含有薁类化合物。此外，在挥发油的无水甲醇溶液中加入浓硫酸时，如有薁类衍生物应产生蓝色或紫色。

（4）内酯类化合物：于挥发油的吡啶溶液中加入亚硝酰铁氰化钠试剂及氢氧化钠溶液，如出现红色并逐渐消失，表示油中含有 $\alpha,\beta-$ 不饱和内酯类化合物。

5. 色谱检识 挥发油的色谱检识可用薄层色谱法和气相色谱法。

（1）薄层色谱法：多采用硅胶G或2~3级中性氧化铝G为吸附剂。取挥发油点样后，展开剂常用石油醚或正己烷展开非含氧化合物；用石油醚–乙酸乙酯（85：15）展开含氧化合物，展开示意图见图5-1和图5-2。显色剂的种类根据不同的检识目的和检识对象而定，香草醛–浓硫酸试剂作为通用显色剂，与挥发油中的大多数成分可产生多种鲜艳的颜色反应；碱性高锰酸钾溶液可使不饱和化合物在粉红色背景上产生黄色斑点；异羟肟酸铁试剂可使内酯类化合物显淡红色斑点；0.05%溴酚蓝乙醇溶液可使酸类化合物显黄色斑点；硝酸铈铵试剂可使醇类化合物在黄色的背景上显棕色斑点；碘化钾–冰醋酸–淀粉试剂可与过氧化物显蓝色。

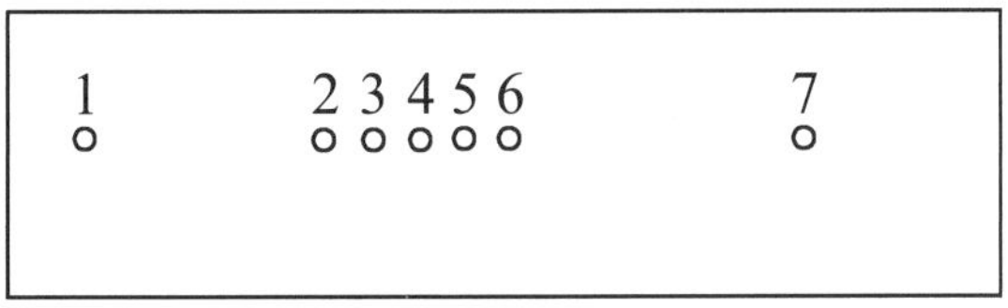

1. 原点；2. 酸；3. 醇、酚；4. 醛、酮；
5. 酯；6. 醚；7. 烃（集中前沿线）。

图5-1　挥发油薄层分离示意图
（含氧）

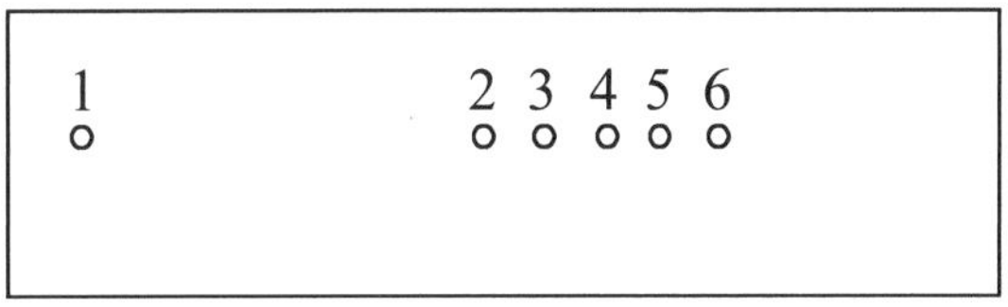

1. 含氧成分（原点）；2. 薁类；3. 含
3个双键或共轭双键的烯类；4. 含2个
双键的烯类；5. 含1个双键的烯类；
6. 饱和烃。

图5-2　挥发油薄层分离示意图
（不含氧）

🔗 **知识链接** ....

挥发油二次展开薄层图

单向二次展开一般在长16~18cm的薄层板上进行，被分离样品点在起始线上，以1号展开剂石油醚–乙酸乙酯（85：15）展至中线处，取出挥去溶剂，再以2号展开剂石油醚或正己烷沿同一方向做第二次展开至前沿，经过两次展开，含氧和不含氧两组化合物彼此分离，斑点形成一条直线排列，示意图见图5-3（左）。

双向二次展开一般在20cm×20cm的正方形薄层板上进行，将样品点在一个角上，先用1号展开剂石油醚–乙酸乙酯（85：15）展开，取出薄层板，挥尽展开剂后，转90°后，再以2号展开剂石油醚或正己烷展开，经过双向两次展开后，含氧与不含氧两组化合物彼此相互分离，斑点排成相互垂直的两条直线，示意图见图5-3（右）。

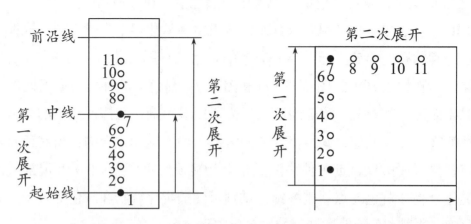

1. 原点；2. 酸；3. 醇、酚；4. 醛、酮；5. 酯；6. 醚；7. 烃；
8. 含3个双键或共轭双键的烯类；9. 含2个双键的烯类；
10. 含1个双键的烯类；11. 饱和烃。

图5-3 挥发油单向二次展开（左）与双向二次展开（右）

（2）气相色谱法：气相色谱法具有分离效果好、灵敏度高、分析速度快和样品用量少等特点，所以被广泛应用于挥发油成分的分离、鉴定和含量测定，是研究挥发油成分的重要手段。用于挥发油中已知成分的鉴定，即利用已知成分的对照品与挥发油在同一色谱条件下进行相对保留值对照测定，以初步确定挥发油中的相应成分。

三、提取分离

（一）水蒸气蒸馏法

水蒸气蒸馏法是从天然药物中提取挥发油最常用的方法，根据操作方式的不同，分为共水蒸馏法和通入水蒸气蒸馏法。共水蒸馏法是将已粉碎的药材放入蒸馏器中，加水浸泡，直接加热蒸馏，使挥发油与水蒸气一起蒸出。此法操作简单，但因局部受热温度过高，有可能使挥发油中的某些成分发生分解，同时因过热还可能使药材焦化，所得挥发油的芳香气味发生改变，影响挥发油的质量。通入水蒸气蒸馏法是将水蒸气通入待提取的药材中，使挥发油和水蒸气一起蒸出，避免了直火高温对挥发油质量的影响。

实验室中还可以直接使用挥发油测定器提取挥发油。挥发油测定器分为轻油型和重油型两种，提取相对密度<1的挥发油应选择轻油型挥发油提取器，提取相对密度>1的挥发油应选择重油型挥发油提取器，提取装置分别见图5-4和图5-5。

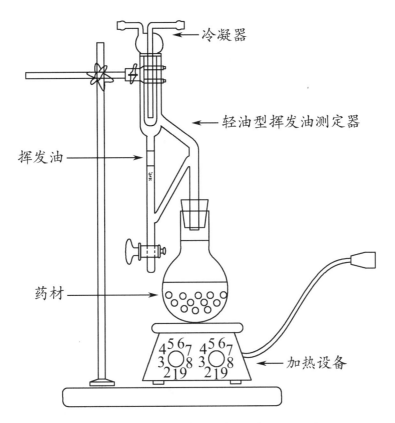

图 5-4　挥发油提取装置（轻油型）

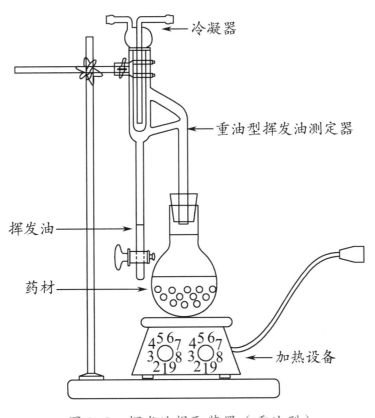

图 5-5　挥发油提取装置（重油型）

（二）脂肪吸收法

是用油脂吸收植物的香气成分，再用低沸点有机溶剂将被吸收的成分提取出来的方法。此法适用于热敏性的贵重挥发油如玫瑰油和茉莉花油的提取，即将新鲜花瓣接触或浸入脂肪（常用无臭味的豚脂3份和牛脂2份的混合物）内，使挥发油完全被脂肪吸收，所得的脂肪称为"香脂"，可直接供香料工业使用，也可用无水乙醇处理将挥发油从脂肪中提取出来。此法成本较高，但所得的挥发油香味纯正。

（三）溶剂提取法

选用低沸点的有机溶剂如乙醚、石油醚（30～60℃）等，采用回流提取法或冷浸法，提取液低温蒸去溶剂即得浸膏。此法所得的浸膏会使其他脂溶性无效成分如树脂、油脂、蜡等也同时被提出。可利用乙醇对植物蜡等脂溶性杂质的溶解度随温度的下降而降低的特性除去杂质，一般用热乙醇溶解浸膏，放置冷却，过滤除去沉淀后，减压蒸去乙醇即可得较纯的挥发油。

（四）冷压法

挥发油含量较高的新鲜药材，如橘、柑、柠檬果皮等原料，可经撕裂、捣碎冷压后静置分层，或用离心机分出油分，即得粗品。此法在常温下进行，产品保持原有挥发油的新鲜香味，但所得的挥发油含有水分、黏液质及细胞组织等杂质，需进一步处理；同时此法也很难将挥发油全部压榨出来，需再将压榨后的药渣进行水蒸气蒸馏，才能使挥发油提取完全。

（五）超临界流体萃取法

超临界流体萃取法具有低温处理、防止氧化和热解、萃取效率高、没有溶剂残留、可以选择性分离等特点。用这种技术提取所得的挥发油气味芳香纯正，明显优于其他方法，在月见草、桂花、柠檬、生姜等药材的挥发油的提取应用上均获得了良好的效果。

● · · · · **章末小结**

1. 萜类化合物是指由若干个异戊二烯单元 $(C_5H_8)_n$ 组成的化合物及其衍生物的总称。

2. 根据分子中异戊二烯单元数将萜类化合物分为单萜、倍半萜、二萜、二倍半萜和三萜等，多数萜类化合物是含氧化合物，具有抗疟活性的青蒿素是倍半萜类化合物的典型代表。

3. 萜类化合物一般具有亲脂性，易溶于醇及亲脂性有机溶剂，难溶于水。少数萜类化合物含有极性基团，其水溶性增强。

4. 挥发油是以萜类化合物为主要组成成分的混合物，由四类成分组成，即萜类化合物、芳香族化合物、脂肪族化合物、含氮和含硫化合物。

5. 挥发油具有亲脂性，难溶于水，易溶于有机溶剂，挥发油易氧化需低温避光保存，每种挥发油具有固定的物理常数。

6. 挥发油对光、空气和热均比较敏感，与空气、光线长期接触会逐渐氧化变质使其相对密度增加，颜色变深，失去原有的香气，并逐渐聚合成树脂样物质，不能再随水蒸气蒸馏。

7. 鉴定挥发油可采用油斑试验，折光率是检查挥发油首选的物理常数，色谱检识分为薄层色谱和气相色谱，单项二次展开可使挥发油混合物较好地分离。

8. 依据挥发油的理化性质，提取挥发油可采用水蒸气蒸馏法、脂肪吸收法、溶剂提取法、冷压法和超临界流体萃取法等。

9. 《中国药典》（2020年版）一部规定：青蒿的质量控制成分是黄花蒿的醇溶性浸出物；八角茴香的质量控制成分是反式茴香脑；肉桂的质量控制成分是桂皮醛；薄荷的质量控制成分是薄荷脑；丁香的质量控制成分是丁香酚。

思考与练习

一、选择题

A型题（1~15题）

1. 在青蒿素的结构中，具有抗疟作用的活性基团是（　　　）

   A. 苯环　　　　　　　　B. 过氧基　　　　　　　　C. 内酯环

   D. 羧基　　　　　　　　E. 双键

2. 由3个异戊二烯单元（C_5H_8）$_n$组成的化合物，可称为（　　　）

   A. 单萜　　　　　　　　B. 倍半萜　　　　　　　　C. 二萜

   D. 二倍半萜　　　　　　E. 三萜

3. 具有较强甜味的萜类化合物是（　　　）

   A. 环烯醚萜苷　　　　　B. 川楝素　　　　　　　　C. 防己毒素

D. 穿心莲内酯　　　　　E. 甜菊苷

4. 具有抗肿瘤作用的萜类化合物是（　　　　）

A. 柠檬醛　　　　　　B. 樟脑　　　　　　C. 莪术醇

D. 薄荷醇　　　　　　E. 穿心莲内酯

5. 具有抗疟作用的萜类化合物是（　　　　）

A. 皂苷　　　　　　　B. 黄酮　　　　　　C. 青蒿素

D. 强心苷　　　　　　E. 蒽醌

6. 天然药物中地黄、玄参、栀子中的主要成分是（　　　　）

A. 黄酮　　　　　　　B. 生物碱　　　　　C. 皂苷

D. 环烯醚萜　　　　　E. 蒽醌

7. 评价挥发油的质量，首选的理化指标为（　　　　）

A. 折光率　　　　　　B. 酸值　　　　　　C. 比重

D. 皂化值　　　　　　E. 旋光度

8. 挥发油中的芳香族化合物多为以下哪种衍生物（　　　　）

A. 苯酚　　　　　　　B. 苯甲醇　　　　　C. 苯甲醛

D. 苯丙素　　　　　　E. 苯甲酸

9. 区别油脂与挥发油利用下述哪项性质较为可靠（　　　　）

A. 气味　　　　　　　B. 折光率　　　　　C. 相对密度

D. 不饱和度　　　　　E. 油斑试验

10. 提取某些贵重的挥发油，常选用的方法是（　　　　）

A. 水蒸气蒸馏法　　　B. 脂肪吸收法　　　C. 压榨法

D. 浸取法　　　　　　E. 共水蒸馏法

11. 组成挥发油的主要成分是（　　　　）

A. 脂肪族化合物　　　B. 芳香族化合物

C. 二萜类　　　　　　D. 二倍半萜类

E. 单萜、倍半萜及其含氧衍生物

12. 挥发油的酸值是指（　　　　）

A. 水解1g挥发油中所含的酯基需要的氢氧化钾的毫克数

B. 中和1g挥发油中的酸性成分羧酸和酚所消耗氢氧化钾的毫克数

C. 皂化1g挥发油所消耗氢氧化钾的毫克数

D. 皂化值与酯值之和

E. 挥发油中酚类成分的含量指标

13. 以溶剂法提取挥发油时，首选的溶剂是（　　）

    A. 95% 乙醇   B. 三氯甲烷   C. 四氯化碳

    D. 石油醚（60~90℃）   E. 石油醚（30~60℃）

14. 提取挥发油收率较低的方法是（　　）

    A. 水蒸气蒸馏法   B. 溶剂提取法   C. 冷压法

    D. 温浸法   E. 以上均错误

15. 挥发油中具有颜色的成分是（　　）

    A. 单萜酸   B. 单萜烯   C. 单萜醛

    D. 薁类   E. 以上均错误

    B型题（16~20题）

    A. 水蒸气蒸馏法   B. 脂肪吸收法   C. 溶剂提取法

    D. 冷压法   E. 超临界流体萃取法

16. 玫瑰油和茉莉花油用哪种方法提取（　　）

17. 具有萃取效率高、没有溶剂残留特点的挥发油提取方法是（　　）

18. 可获得含有较多脂溶性杂质的粗制挥发油的方法是（　　）

19. 用于挥发油含量较高的新鲜药材如橘、柑等提取的方法是（　　）

20. 从天然药物中提取挥发油最常用的方法是（　　）

    X型题（21~25题）

21. 挥发油的主要组成成分有（　　）

    A. 二萜苷   B. 三萜苷

    C. 单萜   D. 小分子脂肪族化合物

    E. 倍半萜

22. 可用于衡量挥发油质量的重要化学常数有（　　）

    A. 酸值   B. 酯值   C. 相对密度

    D. 折光率   E. 皂化值

23. 属于萜类性质的是（　　）

    A. 多具有手性碳   B. 易溶于水   C. 溶于醇

    D. 易溶于亲脂性有机溶剂   E. 均具挥发性

24. 下列关于挥发油性质的描述正确的是（　　）

    A. 易溶于石油醚、乙醚、三氯甲烷及浓乙醇

B. 相对密度多小于1

C. 涂在纸片上留下永久性油迹

D. 有较强的折光性

E. 多有旋光性

25. 下列哪些类型化合物是挥发油的组成成分（　　　）

A. 鞣质　　　　　　　　B. 脂肪族　　　　　　　　C. 芳香族

D. 萜类　　　　　　　　E. 香豆素

二、 简答题（26~27题）

26. 什么是萜类化合物？其分类依据是什么？

27. 挥发油由哪些化合物组成？哪些成分是挥发油的主要组成成分？

（梁锦杰）

实训五　八角茴香中挥发油的提取与检识

【实训目标】

1. 能够运用水蒸气蒸馏提取法、冷冻结晶法的操作技术对八角茴香中的挥发油和茴香脑进行提取和分离。

2. 能够运用薄层色谱法初步鉴定八角茴香油的化学组成。

3. 熟悉实训基本操作过程及注意事项。

4. 妥善做好石油醚、乙酸乙酯、浓硫酸等有毒溶剂的回收管理。

【实训原理】 八角茴香，为木兰科植物八角茴香（*Illicium verum* Hook. f.）的干燥成熟果实，主产于广东、广西、贵州、云南等地。具有温阳散寒，理气止痛的作用，用于治疗寒疝腹痛、肾虚腰痛、胃寒呕吐、脘腹冷痛。

八角茴香含挥发油约5%。主要成分为茴香脑，约占总挥发油的80%~90%。此外，还有少量茴香醛、茴香酸、甲基胡椒酚、柠檬烯等。茴香脑为白色结晶，熔点21.4℃，几乎不溶于水，溶于乙酸乙酯、丙酮、二硫化碳及石油醚等。

八角茴香的挥发油具有挥发性，能随水蒸气蒸馏，本实验采用水蒸气蒸馏法进行挥发油的提取。根据茴香脑在低温下可以从挥发油中析出结晶的性质，采用冷冻法将油脑分离。

挥发油组成复杂，各类成分的极性有明显的差异，所以，本实验采用单向二次薄层色谱法对其进行鉴定。一般含氧的萜烃类化合物极性较大，可被石油醚与乙酸乙酯的混合溶液较好地展开，而不含氧的萜烃类化合物极性小，可被石油醚较好地展开。

柠檬烯　　　茴香脑　　　茴香醛　　　茴香酸　　　甲基胡椒酚

【实训内容】

一、试药和仪器

八角茴香粗粉、硅胶G、石油醚、乙酸乙酯、香草醛－浓硫酸试液、油脂、食盐等。

轻油型挥发油测定器、电热套、色谱槽、色谱板、喷雾瓶、冰箱、电子天平、角匙、量筒、尺子等。

二、实训步骤

1. 提取　称取八角茴香粗粉50g，置挥发油测定器的烧瓶中，加入500ml水与玻璃珠（3～5粒），连接挥发油测定器与回流冷凝管，接通冷凝水，缓慢加热至沸，至测定器中油量不再增加，停止加热，放冷，分取油层。

2. 分离　将所得的八角茴香油留出少量做薄层检查，其余置冰箱−10℃中冷却数小时，可见白色结晶析出，趁冷过滤。结晶主要是茴香脑，滤液为析出茴香脑后的脱脑油。

3. 检识

（1）油斑试验：取所得八角茴香油和油脂各1滴，点于滤纸上，常温放置（或加热烘烤），观察各油斑是否消失。

（2）单向二次薄层色谱检识

吸附剂：硅胶G薄层板（自制，120℃活化30min，8cm×16cm）。

展开剂：①石油醚－乙酸乙酯（85∶15）；②石油醚。

供试品：八角茴香油。

显色剂：香草醛-浓硫酸试液。

操作：取硅胶G薄层板，在距底边1.5cm、9cm、15cm处分别用铅笔画出起始线、中线及前沿线，将供试品点于薄层板上，首先用展开剂：①展开至薄层板中线，取出，挥去展开剂，再用展开剂；②展开至前沿线，取出薄层板，挥去展开剂，喷显色剂，105℃加热数分钟后，观察斑点的数量、位置及颜色。

【实训注意】

1. 挥发油含量测定器一般分为两种，即重油型和轻油型。八角茴香油相对密度小于1，故选用轻油型挥发油含量测定器提取挥发油。

2. 提取挥发油时，由于油与水的密度接近，往往油水分层不好，可以放置一段时间，或借助盐析作用帮助分层。

3. 薄层色谱检识进行单向二次展开时，在第一次展开后，应将展开剂完全挥去，再进行第二次展开，否则将改变第二次展开剂的极性，从而影响分离效果。

4. 挥发油易挥发，因此进行色谱检识时，操作应及时，不宜久放。

5. 喷洒香草醛-浓硫酸试液进行显色时，应于通风橱内进行，注意浓硫酸的强腐蚀性。

【实训结果】

1. 提取　八角茴香＿＿＿＿＿＿＿g，加水＿＿＿＿＿＿＿ml，加热＿＿＿＿＿＿＿min；得挥发油＿＿＿＿＿＿＿ml，呈＿＿＿＿＿＿＿色。

现象解释：

2. 分离　取挥发油＿＿＿＿＿＿＿ml，置冰箱＿＿＿＿＿＿＿℃；放置＿＿＿＿＿＿＿h，抽滤，滤液＿＿＿＿＿＿＿ml；沉淀＿＿＿＿＿＿＿g，得茴香脑粗品＿＿＿＿＿＿＿g。

现象解释：

3. 检识

（1）油斑试验：将结果记录在实训表5-1。

实训表5-1　挥发油的一般检识

样品	斑点大小（cm）	放置时间（h）	现象	结果与分析
＿＿＿＿挥发油				
＿＿＿＿油脂				

（2）单向二次薄层色谱检识：

吸附剂：＿＿＿＿＿＿＿＿＿＿＿＿＿＿＿＿＿＿＿。

展开剂：①＿＿＿＿＿＿＿＿＿＿＿＿＿＿＿＿＿。

　　　　②＿＿＿＿＿＿＿＿＿＿＿＿＿＿＿＿＿。

供试品：＿＿＿＿＿＿＿＿＿＿＿＿＿＿＿＿＿＿＿。

显色剂：＿＿＿＿＿＿＿＿＿＿＿＿＿＿＿＿＿＿＿。

请将单向二次薄层色谱检识图谱绘制在下面空白处。

分析实践结果，得出结论：＿＿＿＿＿＿＿＿＿＿＿＿＿＿＿＿＿＿＿＿＿＿＿＿＿＿＿＿。

【实训检测】

1. 用水蒸气蒸馏法提取挥发油时应注意哪些问题？

2. 用水蒸气蒸馏法提取挥发油实验结束后，能否马上收集挥发油？请简述原因。

3. 请把八角茴香中茴香脑提取分离的实训步骤转换成提取分离的流程图，并对流程中的重要环节做简单解析。

4. 挥发油采用单向二次色谱法展开时，为什么先用石油醚与乙酸乙酯的混合溶液进行第一次展开，再用石油醚进行第二次展开。

（梁锦杰）

第六章

天然药物化学成分的研究

预习提示

- 前面章节中天然药物化学成分提取、分离、鉴定的方法和技术。
- 紫外光谱（UV）、红外光谱（IR）、核磁共振谱（NMR）、质谱（MS）。

学习目标

- 熟悉天然药物化学成分的预实验以及四大光谱在有效成分结构测定中的应用。
- 了解天然药物化学成分的研究途径、研究方法。
- 学会运用系统预试验方法来初步判断未知药材粉末中可能含有哪些成分。
- 感悟天然药物成分研究过程中严谨细致的科学探究精神。

情境导入

情境描述：

　　1963年科学家从红豆杉中分离到了紫杉醇的粗提物，并发现该成分对离体培养的鼠肿瘤细胞有很高的活性。由于该活性成分在红豆杉中含量极低，直到1971年，科学家们才通过X-射线分析法确定了该活性成分的化学结构是一种四环二萜化合物，并将它命名为紫杉醇。1992年12月紫杉醇正式被批准上市，主要用于治疗晚期卵巢癌，后来发展成为世界公认的强活性广谱抗癌药物。

学前导语：

　　自20世纪70年代发现紫杉醇后，科学家对此类化合物的构效关系、结构修饰、药理药效方面开展了大量研究，并开发出泰素、多西他赛、卡巴他赛、拉洛他赛、信立他赛、康莫他赛等抗癌药，直到50年后的今天，科学家对紫杉醇的研究依然活跃。在人类的发展过程中，遵循人与自然的和谐、回归自然、探寻自然的脚步没有停下，天然药物为人类的更好生存带来更多新的思考。

第一节 研究途径

根据第三次全国中药资源普查的数据显示，目前我国已鉴定的天然药物资源有12 807种，其中植物药11 146种，动物药1 581种，矿物药80种。近年来，研究人员将研究领域扩展到了海洋动植物、微生物、藻类等方面，使天然药物活性成分的研究成果日益丰富。研究结果显示，来源不同、丰富多彩的天然药物的化学成分十分复杂。一种天然药物含有结构、性质不同的多种成分，这些成分往往具有不同的活性价值。进行天然药物活性成分研究就在于了解天然药物的有效物质，以其作为新药研发、质量控制、药理研究、药动学研究等的基础。

天然药物化学成分的现代研究途径如下。

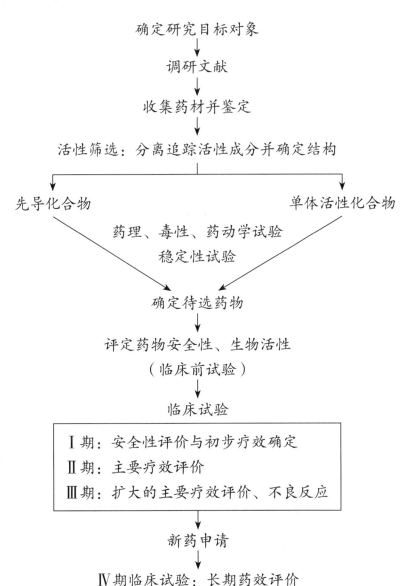

先导化合物

先导化合物（lead compound）简称先导物，是通过各种途径和手段得到的具有某种生物活性和化学结构的化合物，用于进一步的结构改造和修饰，是现代新药研究的出发点。在新药研究过程中，通过化合物活性筛选而获得具有生物活性的先导化合物是创新药物研究的基础。

第二节　研究方法

一、调查研究

天然药物化学成分研究需要确定治疗的疾病目标、作用环节和靶标，这是进行活性成分筛选的依据，也是进行天然药物质量控制、炮制研究的基础。

目前国内外对天然药物化学成分的研究集中在抗肿瘤药物、心血管系统药物、恶性传染病药物等方面。从抗肿瘤药物的肿瘤类型来看，主要针对乳腺癌、卵巢癌、胃癌、结肠癌、肝癌、肺癌、白血病等，其活性成分的结构类型主要侧重在多糖类、大环生物碱类、倍半萜内酯类、三萜类、苦木素、木脂素等的研究；从心血管系统药物的对症来讲，主要针对高血压、高血脂、脑血管疾病等，其活性成分的结构类型主要偏重于皂苷类、异黄酮类、高异黄酮类、香豆素、桂皮酸衍生物等的研究。

（一）天然药物的调研

天然药物化学成分的研究在确立了治疗疾病的目标后，需要选择研究对象，即哪一种、哪一类或几类天然药物对我们确立了的疾病目标治疗有效。一般方法是：

1. 调研中草药资源　利用我国丰富的天然药物资源和从古至今人们接受大自然疗伤治病的丰富经验，深入山区、农村、民间收集与研究目标一致的天然药物。

2. 查阅中医药古籍　整理中医药临床积累的治病经验，收集、查阅古书中关于目标疾病的治疗经验。

3. 从民族药中寻找研究对象　民族药用资源是我国天然药物的重要宝库，历史上各民族积累了丰富的用药经验，有的已经形成独特的理论体系，如藏药、蒙药、维吾尔药等。

4. 查阅相关文献　对国内外研究现状进行文献调研，分析研究内容的创新性、实用性与先进性，在前人研究的基础上奠定好新一轮的研究思路、技术和方法以提高研究效率。

（二）活性成分筛选

现代研究模式多采用简易、灵敏、可靠的活性检测方法作指导，在分离的每个阶段都对分离的组分进行活性定量检测，并追踪分离具有活性的组分。该法对于发现新化合物有了很大突破，并且容易发现分离过程中活性成分可能发生的结构分解、氧化等变化。同时，选择可靠、先进的活性检测方法非常重要，是天然药物化学成分研究成败的关键。天然药物在临床治疗上通常表现出多种活性，研究人员应尽量选择建立能与临床治疗作用相关的活性筛选体系，最终分离出目标成分。

知识链接

组合化学

组合化学是一项新型化学合成技术，它将化学合成、组合理论、计算机辅助设计、活性筛选等技术融为一体。相较于传统合成方法每次只合成一个化合物，组合化学能在短时间内合成数目庞大的化合物库，通过活性筛选，能发现一批具有活性的目标化合物。目前，组合化学在药物研发、新材料研发、催化剂筛选等方面有广泛的应用。

案例分析

仙鹤草芽驱绦虫成分的研究

仙鹤草芽是蔷薇科植物龙牙草根茎的芽。民间常用于治疗绦虫病，疗效显著。但该药材水煎剂口服无效，醇浸后蒸去醇去沉淀服用亦无效，而连渣服用有效，干粉服用亦有效。为了分离出治疗绦虫的有效成分，首先选用了与临床去绦虫作用基本一致的体外灭囊虫试验，作为寻找仙鹤草驱绦虫有效成分的活性筛选指标，按如下程序进行活性筛选。

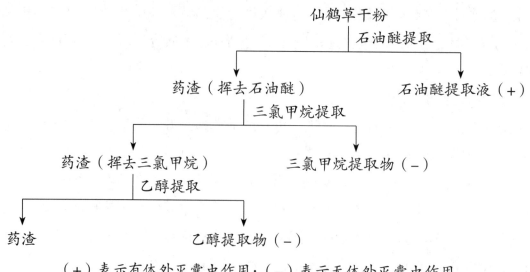

仙鹤草干粉
↓ 石油醚提取

药渣（挥去石油醚） → 石油醚提取液（＋）
↓ 三氯甲烷提取

药渣（挥去三氯甲烷） → 三氯甲烷提取物（－）
↓ 乙醇提取

药渣 → 乙醇提取物（－）

（＋）表示有体外灭囊虫作用；（－）表示无体外灭囊虫作用。

体外灭囊虫试验表明有效成分存在于石油醚提取物中。TLC检查包含有十余种酚性成分。将石油醚提取物随不同碱液做pH梯度萃取，在NaHCO₃萃取部位分离得到有效成分鹤草酚。最后经一系列化学降解及光谱测试，确定其结构，并经化学合成得到确认。

鹤草酚

课堂互动

鹤草酚的临床应用？

二、天然药物化学成分的预试验

（一）预试验目的

预试验为预备性的实验，即在正式开展试验之前，摸索试验条件，选择最佳试验材料，检验试验设计的科学性和可行性，以免由于设计不周，盲目开展试验而造成人力、物力、财力的浪费。在天然药物化学成分研究的预试验中，为了制定完善的提取分离流程，设计合理的提取分离方法，通常利用各类化学成分的溶解度差异以及各类型成分的专属性化学检识反应，从而初步了解天然药物中可能含有的化学成分类型。

（二）预试验方法

1. 单项预试验 为检测某一类成分而进行的试验，如：检测某种天然药物中是否含有生物碱类化学成分，先用酸水进行提取，然后用生物碱类化合物的专属性试剂定性。

2. 系统预试验 用不同极性的溶剂分别对天然药物进行提取，把极性不同的成分依次提出，再对各提取液进行定性检测。实际工作中，常用石油醚、95%乙醇、水对药材中的各种成分进行提取。见表6-1。

表6-1 天然药物粗粉系统预试验提取液中可被检查的成分

石油醚提取	95% 乙醇提取	水提取
萜类、甾体、油脂类、挥发油等低极性脂溶性成分	生物碱、黄酮、蒽醌、香豆素、内酯、酚类、有机酸等脂溶性成分	糖苷类、氨基酸、蛋白质、肽类、鞣质等水溶性成分

? 课堂互动

预试验中95%乙醇提取部分的成分还可以根据什么标准进行类别划分？

（三）预试验中各类化学成分的检识

1. 化学检识 针对各类成分一般采用专属性试剂进行定性检查。常见天然药物中各类化学成分检识方法，见表6-2。

表6-2 天然药物常见化学成分检识方法

试剂名称	反应现象	可能的目标成分
碘化铋钾	红棕色沉淀	生物碱
碘化汞钾	类白色沉淀	生物碱
硅钨酸	淡黄色或灰白色沉淀	生物碱
费林（Fehling）反应	砖红色沉淀	单糖、还原糖类
α-萘酚（Molisch）反应	两液体交界面显紫色环	糖苷类
盐酸-镁粉	紫红色或橙红色	黄酮类

试剂名称	反应现象	可能的目标成分
三氯化铝反应	黄色或亮绿色荧光	黄酮类
碱液反应	红色或紫红色	蒽醌类
醋酸镁	橙红色或紫色或蓝紫色	蒽醌类
异羟戊酸铁反应	红色	香豆素、内酯类
荧光反应	蓝色或蓝绿色荧光	香豆素类
冰醋酸－三氯化铁反应	颜色变化	强心苷
3,5－二硝基苯甲酸反应	红色或紫红色	强心苷
苦味酸反应	橙色或橙红色	强心苷
泡沫试验	大量且持久不消失的泡沫	皂苷类
醋酐－浓硫酸反应	颜色变化	三萜类、甾体类
香草醛－浓硫酸反应	颜色	挥发油、萜类、甾体类
油斑试验	不留痕迹	挥发油
	留有永久油斑	脂肪油
1%三氯化铁反应	蓝色或绿色沉淀	酚类、鞣质
氯化钠－明胶反应	白色沉淀	鞣质
茚三酮反应	紫色	氨基酸、蛋白质（多肽）
双缩脲反应	紫红色	多肽、蛋白质
溴酚蓝反应	蓝色背景上显黄色斑点	有机酸

2. 色谱检识　目前在天然药物化学成分研究中常用的色谱检识有薄层色谱和纸色谱。在天然药物提取液中，进行化学检识时，由于植物色素的存在，往往会掩盖反应现象，影响结果的判断。利用色谱检识将供试液进行初步分离，减少各类化学成分之间的相互干扰，提高预试验的精确性。此法具有快速、简便、准确的特点。经展开剂展开后，各类成分在显色剂的作用下分区显色，可一次同时检出多种类型成分，同时根据各成分的R_f值大小，判断成分的极性，有利于后续的综合分析。

色谱检识的原理

色谱过程的本质是利用样品混合物中各组分理化性质的差异，不同的物质在两相之间的分离会不同，这使其随流动相移动速度各不相同，随着流动相的运动，混合物中的不同组分在固定相上相互分离。根据物质的分离机制，又可以分为吸附色谱、分配色谱、离子交换色谱、凝胶色谱、亲和色谱等类别。

（四）预试验的结果分析

预试验要求简便快捷，并且要尽可能高的正确性，根据各类成分的检识结果，结合成分的溶解性和色谱情况进行综合分析，可初步判断天然药物中可能存在的化学成分。但在某些情况下，因为部分显色剂和定性反应的专属性不强，同时各成分之间的相互干扰和掩盖，使结果不明显，甚至出现假阳性或假阴性情况。为了避免上述结果的出现，提高预试验的准确性，可采用以下预防措施：

1. 排除干扰因素　制备供试液时，用色谱法将各类成分分离，以减少各成分之间的相互干扰，提高检识的精确性。

2. 选择专属性试剂　选用专属性强的检识试剂，避免相关成分的干扰而出现假阳性结果，同时选用多种试剂，根据试验现象综合分析结果。

3. 做对照试验　为减少假阳性或假阴性现象，某些检出反应需要做对照试验或空白试验，以提高结果的精确性。

三、天然药物化学成分的提取分离

根据系统预试验中得到的所含化学成分的结果，根据其性质，可设计出各类成分提取分离流程，最终得到活性单体化合物，以下介绍目前在天然药物化学成分研究过程中常用的提取、分离方法。

（一）提取方法

煎煮法、浸渍法、乙醇回流提取法是传统常用的提取方法，在前面章节中有系统的介绍。目前研究人员常选用超声提取法进行药材成分的提取，此法具有提取用时少、效率高、无须加热，对热稳定性不好的有效成分尤为实用。另外二氧化碳超临界流体萃取法在提取挥发油、生物碱、内酯类、萜类、黄酮类、醌类、皂苷类、糖类等天然药物成分的过程中效率高、分离好。

二氧化碳超临界流体萃取法萃取玫瑰花香精的过程

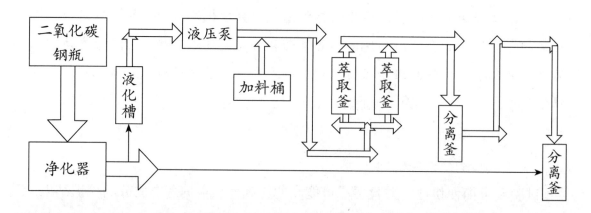

萃取过程中，钢瓶中的二氧化碳经过净化器净化后进入液化槽，随后液压泵将液态二氧化碳注入预热至萃取温度的萃取釜进行萃取，溶有玫瑰花香精的二氧化碳从萃取釜顶部出来经减压阀减压至临界压力以下，进入分离釜，二氧化碳失去溶解能力，从分离釜中收集玫瑰花香精，二氧化碳循环使用。

（二）分离方法

1. 系统溶剂萃取法 目前仍然是最常用的粗分方法，在试验过程中，依次用石油醚、三氯甲烷（或乙醚、苯）、乙酸乙酯、正丁醇对药材提取液进行萃取，将其按极性大小分成五个部分，各部分经回收溶剂后，供活性筛选用。

2. 柱色谱法 天然药物成分研究中应用最多的方法。目前常用装柱材料有硅胶、氧化铝、纤维素、聚酰胺、活性炭、离子交换树脂、分子筛、打孔树脂等。该法简单方便，不需要特殊的仪器设备，适合于化合物的大量制备。

3. 薄层色谱法 材料有硅胶、氧化铝、聚酰胺等，该法不仅用于化合物的定性，也可以用于化合物的微量制备。

4. 高效液相色谱法（HPLC） 该法分离效率高、选择性好、灵敏度高、适用范围广、色谱柱可反复使用，不仅在天然药物成分研究中广泛使用，而且在合成药物、有机化工、食品检测、环境科学等多领域得到广泛应用。

目前在提取分离天然药物化学成分中，还广泛应用新技术、新材料、新方法。如膜分离技术、分子蒸馏技术、逆流色谱技术等。

高速逆流色谱法（HSCCC）简介

逆流色谱分离原理结合了液液萃取和分配色谱的优点，是一种不需任何固态载体或支撑的液–液分配色谱技术，其基本分离原理与其他同类色谱技术相同，主要是利用物质在两相间分配系数的差别进行分配。而HSCCC将两溶剂的分配体系置于高速旋转的螺旋管内，螺旋管的运动形式，是在自身自转的基础上，同时绕一公转轴旋转，形成行星运动。由此加在分配体系上的离心力场不断发生变化，使两相溶剂充分的混合和分配，从而达到洗脱分离的目的。因为样品中各组分在两相中分配系数不同，导致组分在螺旋柱中的移动速度不同，因而能使样品组分按分配系数的大小次序被依次洗脱下来。在流动相中分配比例大的先被洗脱，在固定相中分配比例大的后被洗脱。

四、有效成分鉴定简介

经过分离得到的天然药物化学成分需要进一步鉴定其是否为已知化合物，若为已知化合物，通过物理常数及红外光谱的测定确定化学结构。若得到的化合物怀疑为新化合物，需要进行系统药理、药动学等方面的研究，通过测定结构或对结构进行修饰改造，以得到目标活性成分。目前天然药物化学成分鉴定的程序见表6-3。

表6-3　天然药物有效成分鉴定程序

鉴定步骤	鉴定方法	内容
纯度检查	1. 物理常数测定	测熔点、沸点、比旋度、折光率、相对密度等。固体成分一般有明确的熔点，熔距通常小于2℃；液体成分有恒定的沸点，沸程小于5℃
	2. 外形观察	一定的晶形、色泽均匀
	3. 色谱法	薄层色谱（TLC）、纸色谱（PC）、高效液相色谱（HPLC）、气相色谱（GC）。通常选用三种不同的溶剂系统展开，若结果都只出现一个斑点，则初步推断样品为单一成分
分子式的测定	1. 元素定性分析	元素定性确定化合物的分子式
	2. 分子量的确定	质谱法（MS）

鉴定步骤	鉴定方法	内容
结构类型的推定	1. 化学定性	灼烧试验、化学定性分析
	2. 官能团确定	理化特性（溶解性、酸碱性、官能团特性）
	3. 计算不饱和度	确定双键数或环数
	4. 波谱分析	紫外光谱、红外光谱、质谱和核磁共振谱加以综合分析，确定官能团、基本母核及结构类型
结构式的确定	1. 质谱	测定相对分子质量、解析结构。通常采用色谱和质谱联用的方式进行
	2. 紫外光谱	分析物质的纯度、含量；推断化合物结构中共轭双键系统、异构体等。还能与标准品对照进行定性分析
	3. 红外光谱	用于官能团的定性，红外光谱图谱中的吸收峰对应分子中的相应官能团。还可与标准品对照鉴别已知化合物
	4. 核磁共振谱	提供分子中氢和碳的类型、数目、连接方式等

••••• 章末小结

1. 天然药物化学成分研究的一般途径：确定研究目标−文献调研−药材采集−药材鉴定−活性筛选−预实验−提取分离−结构测定−活性筛选−活性单体化合物−临床试验−新药申请。

2. 天然药物化学成分的预实验方法：单项预试验和系统预试验。

3. 天然药物化学成分预试验中各类化学成分的检识方法：化学试剂检识、色谱检识。

4. 预试验结果分析的注意事项：制备供试液时，注意用色谱法首先将各类成分分离，避免相互干扰；其次选用专属性强的检识试剂或用多种试剂或者进行对照试验和空白试验，从而避免假阳性或假阴性结果的出现。

5. 天然药物化学成分常用的提取方法：煎煮法、浸渍法、乙醇回流提取法等。

6. 天然药物化学成分的分离方法：系统溶剂萃取法、柱色谱法、薄层色谱法、高效液相色谱法等。

7. 天然药物有效成分鉴定程序：纯度检查－分子式的测定－结构类型的推定－结构式的确定。

思考与练习

一、 选择题

A型题（1~3题）

1. 天然药物化学成分药效临床试验中进行安全性评价与初步疗效确定是在第几期临床试验中进行（　　　）

   A. Ⅰ期　　　　　　　　B. Ⅱ期　　　　　　　　C. Ⅲ期

   D. Ⅳ期　　　　　　　　E. 临床前试验

2. 油斑试验中出现永久油斑现象，证明成分中含有（　　　）

   A. 挥发油　　　　　　　B. 脂肪油　　　　　　　C. 植物油

   D. 多肽　　　　　　　　E. 氨基酸

3. 茚三酮反应检识的是（　　　）

   A. 蛋白质　　　　　　　B. 多糖类　　　　　　　C. 黄酮类

   D. 蒽醌类　　　　　　　E. 挥发油

   B型题（4~5题）

   A. 紫外光谱法　　　　　B. 质谱法　　　　　　　C. 正相色谱法

   D. 反相色谱法　　　　　E. 凝胶色谱法

4. 确定化合物分子量的常用方法是（　　　）

5. 判定化合物结构中是否有共轭体系的常用方法是（　　　）

   X型题（6题）

6. 天然药物化学成分预试验中95%乙醇液中含有下列哪些成分（　　　）

   A. 生物碱　　　　　　　B. 黄酮　　　　　　　　C. 香豆素

   D. 糖和苷　　　　　　　E. 蒽醌

二、 简答题（7~9题）

7. 简述天然药物预试验方法有哪些？

8. 天然药物预试验过程中，为避免出现假阳性和假阴性现象，可采用哪些方法预防？

9. 常见的天然药物化学成分分离方法有哪些？

（唐　敏）

实训六　综合操作技能实训考核

【考核目标】

1. 能够熟练进行回流法、连续回流法、水蒸气蒸馏法、常压滤过、减压滤过、两相溶剂萃取法、挥发油提取、纸色谱和薄层色谱分离检识等基本操作技术。

2. 能够熟练进行回流法、连续回流法、水蒸气蒸馏法等装置的仪器安装。

3. 能够熟练掌握天然药物化学成分的定性检识方法，正确选用色谱法进行检识化学成分。

4. 熟悉实训原理、仪器构造、基本操作过程及注意事项。

5. 妥善做好酸、碱及低沸点溶剂、有毒溶剂的回收管理。

【考核用品】

试药和仪器：供试品、标准品、各类溶剂、检识试剂、纯化水、广泛pH试纸、新华滤纸、凡士林、氨水等。

回流装置、连续回流装置、水蒸气蒸馏装置、分液漏斗萃取装置、常压滤过装置、抽滤装置、量筒、量杯、微量注射器、定性滤纸、玻璃棒、试管、试管架、电热套或水浴锅、蒸发皿、色谱滤纸、色谱槽、滴管、烘箱、喷壶、点滴板、干燥器、铅笔、尺子、锥形瓶、硅胶H-CMC-Na薄层色谱板等。

【考核项目】

一、回流法、连续回流法、水蒸气蒸馏法操作装置的安装。评定标准见实训表6-1～实训表6-3。

实训表 6-1　回流装置仪器安装评定标准

评分标准	得分
1. 衣帽鞋整洁、规范（1分）	
2. 选用恰当的仪器进行清洗，认识各部件名称及用途（2分）	
3. 安装顺序正确（自下而上、冷凝水方向下进上出）（3分）	
4. 正确添加药材、药剂（1分）	
5. 有序拆卸、归置仪器（1分）	
6. 总体印象：动作娴熟、规范，装置整齐、美观，台面有序、整洁（1分）	
7. 注意事项（口述或笔答）（1分）	
合计	

实训表 6-2　连续回流装置仪器安装评定标准

评分标准	得分
1. 衣帽鞋整洁、规范（1分）	
2. 选用恰当的仪器进行清洗，认识各部件名称及用途（2分）	
3. 安装顺序正确（自下而上、冷凝水方向下进上出）（3分）	
4. 正确折叠滤纸筒，滤纸筒高度与药材高度正确（1分）	
5. 有序拆卸、归置仪器（1分）	
6. 总体印象：动作娴熟、规范，装置整齐、美观，台面有序、整洁（1分）	
7. 注意事项（口述或笔答）（1分）	
合计	

实训表 6-3　水蒸气蒸馏装置仪器安装评定标准

评分标准	得分
1. 衣帽鞋整洁、规范（1分）	
2. 选用恰当的仪器进行清洗，认识各部件名称及用途（2分）	
3. 安装顺序正确（自下而上、由左到右，冷凝水方向下进上出），保证温度计水银在正确位置（2分）	
4. 有序拆卸、归置仪器：先开三通管、关闭电源，由右到左、自上而下。（3分）	

评分标准	得分
5. 总体印象：动作娴熟、规范，装置整齐、美观，台面有序、整洁（1分）	
6. 注意事项（口述或笔答）（1分）	
合计	

二、常压滤过、减压滤过、两相溶剂萃取、挥发油提取、纸色谱和薄层色谱分离检识的基本操作。评定标准见实训表6-4~实训表6-9。

实训表6-4　常压滤过基本操作评定标准

评分标准	得分
1. 衣帽鞋整洁、规范（1分）	
2. 选用恰当的仪器进行清洗，认识各部件名称及用途（2分）	
3. 滤过装置安装，正确放置玻璃漏斗和接收器（2分）	
4. 将菊花形滤纸正确放置在玻璃漏斗中并湿润（1分）	
5. 正确倾倒溶液（1分）	
6. 总体印象：动作娴熟、规范，装置整齐、美观、严密，仪器清洁、归置有序，台面有序、整洁（2分）	
7. 注意事项（口述或笔答）（1分）	
合计	

实训表6-5　减压滤过基本操作评定标准

评分标准	得分
1. 衣帽鞋整洁、规范（1分）	
2. 选用恰当的仪器进行清洗，认识各部件名称及用途（2分）	
3. 滤过装置安装，正确放置布氏漏斗和吸滤瓶，注意滤纸大小，正确连接减压设备（2分）	
4. 正确倾倒溶液，停止抽滤时操作顺序正确（2分）	
5. 总体印象：动作娴熟、规范，装置整齐、美观、严密，仪器清洁、归置有序，台面有序、整洁（2分）	
6. 注意事项（口述或笔答）（1分）	
合计	

实训表 6-6　两相溶剂萃取基本操作评定标准

评分标准	得分
1. 衣帽鞋整洁、规范（1分）	
2. 正确检漏：分液漏斗清洁，正确涂抹凡士林于活塞上（2分）	
3. 正确排气：正确振摇分液漏斗并开启活塞进行排气（1分）	
4. 静置分层：与大气相通，正确放置接收器和分液漏斗的位置（1分）	
5. 正确分液：下层液放出，上层液倒出（1分）	
6. 总体印象：动作娴熟、规范，装置整齐、美观、严密，仪器清洁、归置有序，台面有序、整洁（2分）	
7. 正确进行试剂回收处理（1分）	
8. 注意事项（口述或笔答）（1分）	
合计	

实训表 6-7　挥发油提取基本操作评定标准

评分标准	得分
1. 衣帽鞋整洁、规范（1分）	
2. 选用恰当的仪器进行清洗，认识各部件名称及用途（1分）	
3. 挥发油提取装置安装正确（2分）	
4. 正确操作分油，正确放置接受容器与挥发油测定器的位置（2分）	
5. 正确拆卸仪器，清洗并有序归置（1分）	
6. 总体印象：动作娴熟、规范，装置整齐、美观、严密，台面有序、整洁（1分）	
7. 正确进行试剂回收处理（1分）	
8. 注意事项（口述或笔答）（1分）	
合计	

实训表 6-8　薄层色谱分离检识基本操作评定标准

评分标准	得分
1. 衣帽鞋整洁、规范（1分）	
2. 说出薄层色谱分离检识的原理（1分）	

评分标准	得分
3. 正确确定基线，正确点样，展开后正确定位前沿位置（2分）	
4. 选择正确的显色方法，操作正确（1分）	
5. 斑点定位准确，正确计算R_f值（1分）	
6. 总体印象：动作娴熟、规范，装置整齐、美观、严密，仪器清洗、有序归置，台面有序、整洁（2分）	
7. 正确进行试剂回收处理（1分）	
8. 注意事项（口述或笔答）（1分）	
合计	

实训表 6-9　纸色谱分离检识基本操作评定标准

评分标准	得分
1. 衣帽鞋整洁、规范（1分）	
2. 说出纸色谱分离检识的原理（1分）	
3. 正确选用大小适宜的滤纸，并保持平、净、齐（1分）	
4. 正确确定基线，正确点样，展开后正确定位前沿位置（1分）	
5. 选择正确的显色方法，操作正确（1分）	
6. 斑点定位准确，正确计算R_f值（1分）	
7. 总体印象：动作娴熟、规范，装置整齐、美观、严密，仪器清洗、有序归置，台面有序、整洁（2分）	
8. 正确进行试剂回收处理（1分）	
9. 注意事项（口述或笔答）（1分）	
合计	

三、根据天然药物化学成分类型，选用合适的检识试剂或检识方法进行检识。完成实训表6-10。

实训表 6-10　各类型天然药物化学成分的检识方法

检识项目	检识试剂或检识方法	现象或结果	注意事项
糖和苷类			
有机酸			

检识项目	检识试剂或检识方法	现象或结果	注意事项
酚类			
鞣质			
氨基酸			
多肽、蛋白质			
皂苷			
水溶性生物碱			
生物碱			
黄酮类			
蒽醌类			
香豆素类			
强心苷类			
挥发油类			
甾体和三萜类			

【考核方法及要求】

1. 综合操作技能实训考核是在学生完成了本门课程所有实训后进行的，需要学生在较好掌握全书实训内容的基础上进行，主要考查学生的实训操作能力。

2. 需要设置合理的考核时间，在规定时间内完成。

3. 根据实验室条件分批进行考核，一人一组独立操作。

4. 考核项目中，各类型天然药物化学成分的检识方法是必考项目；回流法、连续回流法、水蒸气蒸馏法操作装置的安装和常压滤过、减压滤过、两相溶剂萃取、挥发油提取、纸色谱和薄层色谱分离检识的基本操作此九项内容为选考项目，供教师设置题库，考核时由学生抽签选择考核项目。

（唐　敏）

参考文献

1. 刘诗泆，欧绍淑.天然药物化学基础［M］.北京：人民卫生出版社，2019.

2. 吴立军.天然药物化学［M］.5版.北京：人民卫生出版社，2010.

3. 吴剑峰.天然药物化学［M］.3版.北京：人民卫生出版社，2018.

4. 吴剑峰.天然药物化学［M］.北京：人民卫生出版社，2013.

5. 郑小吉.天然药物学基础［M］.北京：人民卫生出版社，2015.

6. 殴绍淑.中药化学基础［M］.北京：人民卫生出版社，2018.

7. 杨红，郭素华.中药化学实用技术［M］.3版.北京：人民卫生出版社，2019.

8. 王建，李敏，郭力，等.2019国家执业药师考试习题与解析中药学专业知识（一）［M］.
   11版.北京：中国医药科技出版社，2019.

9. 国家药典委员会.中华人民共和国药典［M］.2020年版.北京：中国医药科技出版社，
   2020.

10. 葛淑兰，张玉祥.药物化学［M］.北京：人民卫生出版社，2011.

11. 陆阳.有机化学［M］.9版.北京：人民卫生出版社，2018.

12. 赵薪苑，陈婧，方建国，等.中药和天然药物中黄酮抗病毒活性及其机制研究进展［J］.医
    药导报，2018，37（4）：410-415.

13. 李旭光，方莲花，杜冠华.黄酮类化合物的心血管保护作用机制研究进展［J］.中国药理
    学通报，2018，34（6）：741-744.

14. 吴剑峰.天然药物化学学习指导［M］.北京：人民卫生出版社，2005.

15. 李淑惠.天然药物化学［M］.北京：高等教育出版社，2005.

16. 吴剑峰.天然药物化学［M］.北京：高等教育出版社，2006.

17. 初玉霞.有机化学实验［M］.2版.北京：化学工业出版社，2007.

18. 杜芳麓.中药化学［M］.北京：中国中医药出版社，2006.

19. 张梅.中药化学基础［M］.北京：化学工业出版社，2006.

20. 单晓晓，洪帮振，刘洁，等.丹参化学成分、药理作用、临床应用的研究进展及质量标志
    物的预测分析［J］.中国中药杂志，2021，46（21）：5496-5511.

思考与练习参考答案

第一章　绪论

一、选择题

1. E　2. D　3. B　4. C　5. D　6. A　7. B　8. E　9. B　10. B　11. D
12. A　13. E　14. C　15. B　16. ACDE　17. AC　18. ABCDE　19. BCD
20. ABCDE　21. ACE

二、简答题

22. 答：有效成分和无效成分是相对的而不是绝对的，在某些药物中作为有效成分的物质在另外的药物中可能被视为无效成分，如鞣质在五倍子中作为有效成分，在大多数天然药物中被作为无效成分。另外，要根据不同的临床应用选择有效成分和无效成分，如大黄中的蒽醌苷具有泻下功效，鞣质具有收敛作用，均为大黄的活性成分。当临床上用于致泻时，大黄蒽醌苷是其有效成分，而鞣质则作为无效成分被除去；反之当临床上需要应用其收敛功效时，大黄蒽醌苷类则被作为无效成分除去。

23. 答：在多数情况下，把天然药物中含有的次生代谢产物如生物碱、黄酮、香豆素、强心苷、皂苷、蒽醌、挥发油等视为有效成分；而将天然药物中反之生长必需的营养物质如蛋白质、糖类、油脂、色素、树脂、鞣质等视为无效成分。

24. 答：学习天然药物化学可以探索天然药物防病治病的机理，控制天然药物及其制剂的质量，改进药物剂型以满足更多用药需求，提供天然药物炮制的科学依据，促进天然药物的开发和利用。

第二章　天然药物化学成分的提取分离和检识方法

一、选择题

1. B　2. C　3. B　4. D　5. B　6. E　7. E　8. D　9. C　10. E　11. C
12. C　13. D　14. C　15. E　16. A　17. B　18. B　19. D　20. B　21. C
22. D　23. B　24. E　25. E　26. A　27. B　28. C　29. CDE　30. ABC
31. ABDE　32. BCDE　33. ABD

二、简答题

34. 答：天然药物有效成分的溶剂提取方法包括浸渍法、渗滤法、煎煮法、回流法、连续回流法。浸渍法的特点是操作简便，但提取时间长，效率低，水浸出液易霉变。渗滤法的特点是因能保持良好的浓度差，故提取效率高于浸渍法。不足之处为消耗溶剂量大，费时长，操作比较麻烦。煎煮法的特点是操作简便，提取效率高于冷浸法，但煎煮液中杂质较多，易霉变。回流法的特点是提取效率高，但溶剂消耗量比较大，操作麻烦。由于受热时间长，故对热不稳定成分的提取不宜使用此法。连续回流法的特点是提取效率高，溶剂用量少，但是此法受热时间较长，对受热易分解的成分不宜采用。

35. 答：两相溶剂萃取法的原理是利用混合物中各种成分在两种互不相溶的溶剂中分配系数不同而达到分离的目的。水提取液中萃取亲脂性成分的步骤：

（1）润滑、检漏，选择一个大小适宜的分液漏斗，在活塞上涂润滑脂，塞后旋转数圈，关好活塞，加适量水进行检漏。

（2）排气，选择萃取剂乙酸乙酯，分液漏斗内装入水提取液和乙酸乙酯溶剂，装入量约为分液漏斗体积的1/3，盖好玻塞，振摇，开启活塞排气，如此重复数次。

（3）分液，盖好玻塞，剧烈振摇，静置，使两液分层。分离液层时，先打开玻塞（或使玻塞凹槽对准漏斗颈部小孔），下层液体经活塞放出，关闭活塞，上层液体应从上口倒出，重复萃取数次，合并萃取液。

第三章　糖和苷类

第一节　概述

一、选择题

1. E　2. E　3. D　4. A　5. B　6. A　7. B　8. A　9. E　10. B　11. E
12. B　13. A　14. ABDE　15. BC　16. ABCE

二、简答题

17. 答：通常把多羟基醛或多羟基酮类化合物及其缩聚物的一系列化合物，称为糖类化合物。糖类化合物主要分为单糖、低聚糖和多糖三种类型。

18. 答：糖的检识反应主要有费林试剂反应、多伦试剂反应、莫立许试剂反应。

19. 答：苷类通常是指糖或糖的衍生物的半缩醛羟基与非糖物质脱水缩合而形成的一类化合物。苷可根据苷键原子的不同，分为氧苷、硫苷、氮苷、碳苷四大类型。根据苷元的不同，分为蒽醌苷、黄酮苷、香豆素苷、强心苷、皂苷。

20. 答：苷多数是无色、无味、无定形粉末，具有亲水性，其苷键可以在酸或酶的催化下发生水解反应。

第二节　蒽醌

一、选择题

1．A　2．C　3．D　4．E　5．A　6．E　7．C　8．B　9．D　10．B　11．E
12．C　13．C　14．A　15．D　16．E　17．B　18．B　19．A　20．C　21．ABCE
22．ABDE　23．AD　24．ABCDE

二、简答题

25．答：蒽醌苷元因结构中存在交叉共轭体系而具有黄、橙、红等颜色。多数为结晶，具有荧光性和升华性；蒽醌苷通常为无定形的粉末，无升华性。

溶解性上基本符合一般苷和苷元的溶解通性。可以用乙醇提取法或碱溶酸沉法对其进行提取分离。

蒽醌类化合物因结构中多具有酚羟基、羧基而显酸性。其酸性大小规律是：

　—COOH　＞　两个以上 β-OH　＞　一个 β-OH　＞　两个以上 α-OH　＞一个 α-OH
5% NaHCO$_3$　热的 5% NaHCO$_3$　　5% Na$_2$CO$_3$　　　1% NaOH　　　5% NaOH

蒽醌类化合物常用的检识反应有碱液反应、醋酸镁反应和对亚硝基–二甲苯胺反应。对亚硝基–二甲苯胺反应是蒽酮类成分的专属性检识试剂。

26．鉴别方法之一：①、②两种化合物分别加碱液，①变红色，②变黄色。

鉴别方法之二：①、②两种化合物分别加对亚硝基–二甲苯胺，①不变色，②变紫、绿、蓝等色。

第三节　黄酮

一、选择题

1．E　2．B　3．E　4．B　5．C　6．D　7．B　8．C　9．A　10．C　11．B
12．C　13．E　14．E　15．D　16．D　17．C　18．A　19．B　20．E
21．B　22．A　23．C　24．D　25．ACE　26．ABCDE　27．AD　28．CE

二、简答题

29．答：①控制碱液浓度，不宜过高（pH 8~9），因为在强碱条件下加热会破坏黄酮母核；②碱液加酸酸化时也不宜将pH调至过低值，因为可能生成盐而使析出的黄酮又重新溶解，降低产品收率；③如果被提取的黄酮结构中含有邻二酚羟基，可加硼砂水提取，因为它可以和邻二酚羟基络合免受破坏。

30．答：（1）盐酸镁粉反应：镁粉（或锌粉）与浓盐酸；显橙红–紫红色；黄酮、黄酮醇、二氢黄酮、二氢黄酮醇可呈阳性反应。

（2）四氢硼钠（钾）反应：NaBH$_4$甲醇液、浓盐酸或浓硫酸；显红–紫红色；是二氢黄酮、二氢黄酮醇类化合物的专属性反应。

（3）铝盐的络合反应：三氯化铝（$AlCl_3$）乙醇液；生成黄色络合物并有荧光；可用于大多数黄酮。

（4）锆盐的络合反应：锆盐（二氯氧锆）-枸橼酸试剂；具有3-OH或5-OH的黄酮可生产黄色锆络合物，加入枸橼酸后，含5-OH黄酮的络合物分解褪色，而3-OH黄酮不褪色；是3-OH或5-OH黄酮类化合物的共性反应和区别反应。

（5）镁盐的络合反应：醋酸镁甲醇液；呈天蓝色荧光；二氢黄酮、二氢黄酮醇类。黄酮、黄酮醇、异黄酮类等则显黄-橙色-褐色。

（6）铅盐的络合反应：醋酸铅；黄-红色沉淀；分子中具有邻二酚羟基或有3-OH或5-OH结构的黄酮。碱式醋酸铅水溶液；黄-红色沉淀，只要含有酚羟基就可。

（7）铁盐的络合反应：三氯化铁（$FeCl_3$）；生成绿色、蓝色、紫色或棕色的络合物；凡含有酚羟基者均可。

第四节　香豆素

一、选择题

1. B　2. C　3. D　4. B　5. B　6. B　7. C　8. A　9. D　10. B　11. A
12. D　13. ABC　14. CDE　15. ABCDE　16. CE　17. CDE　18. ABC

二、简答题

19. 答：香豆素基本母核：　香豆素结构的基本母核是苯骈α-吡喃酮结构，具有内酯的结构，羟基是其苯环常见的取代基。

20. 答：由于碱液长时间加热会使香豆素类成分内酯环水解生成的顺式邻羟基桂皮酸盐转为反式邻羟基桂皮酸盐，该盐不能再酸化环合成内酯。而与浓碱（20%~30% NaOH溶液）共沸，则会使香豆素类成分内酯环破裂，产生酚类或酚酸类，故用碱溶酸沉法提取、分离香豆素类化合物时必须注意碱液的浓度，避免长时间加热，以防内酯环破坏。

21. 答：化学检识采用异羟肟酸铁反应、三氯化铁试剂反应、重氮化试剂反应、Gibbs反应、Emerson反应等相结合进行判断，色谱检识采用吸附薄层色谱或纸色谱。

22.

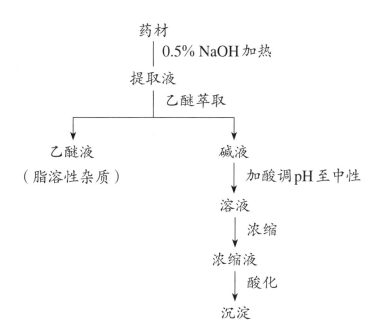

第五节 强心苷

一、选择题

1. E 2. B 3. D 4. D 5. A 6. A 7. E 8. C 9. B 10. A 11. D
12. E 13. C 14. A 15. B 16. BCD 17. AC 18. ABC

二、简答题

19. 强心苷类性状多为无定形粉末或无色结晶，有旋光性，多为左旋，味苦。强心苷类一般可溶于水、醇、丙酮等极性溶剂，微溶于乙酸乙酯，几乎不溶于乙醚、苯等亲脂性的溶剂。强心苷类可发生酶水解、酸水解、碱水解。苷键的水解难易和水解产物因为糖的不同会有差异。强心苷是一类选择性作用于心脏的化合物，能增强心肌收缩力，加速窦性频率，临床上主要用于治疗心力衰竭。

20. 强心苷的结构是由强心苷元和糖两部分组成。天然的强心苷元是C-17侧链为不饱和内酯环的甾体化合物，糖部分，有常见的D-葡萄糖、L-鼠李糖外，还有一类独特的糖，如2,6-去氧糖，如D-洋地黄毒糖、D-加拿大麻糖等。

第六节 皂苷

一、选择题

1. E 2. D 3. D 4. E 5. C 6. A 7. E 8. B 9. A 10. D 11. B
12. A 13. C 14. E 15. D 16. BE 17. ABDE

二、简答题

18. 答：皂苷的水溶液大多能破坏红细胞，产生溶血现象。故含皂苷的药物一般不宜制成注射剂供静脉注射，以免产生溶血现象，但口服无溶血现象产生。

19. 答：检识的试剂有醋酐－浓硫酸、三氯甲烷－浓硫酸、三氯乙酸。

20. 答：可选用的方法有胆甾醇沉淀法、分段沉淀法、高效液相色谱法。

第四章　生物碱类

一、选择题

1. B　2. E　3. B　4. A　5. D　6. C　7. C　8. B　9. D　10. E　11. B
12. C　13. E　14. D　15. C　16. E　17. B　18. A　19. C　20. E　21. ADE
22. BCD　23. ABCDE　24. ABD

二、简答题

25. 生物碱按结构可分为：

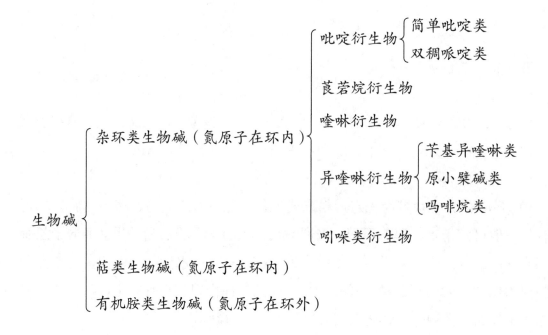

26. 从中药中提取生物碱常用的方法：脂溶性生物碱的提取可用酸水提取法、醇类溶剂提取法，亲脂性有机溶剂提取法。水溶性生物碱的提取可用沉淀法和溶剂法。

第五章　萜类和挥发油类

一、选择题

1. B　2. B　3. E　4. C　5. C　6. D　7. A　8. D　9. E　10. B　11. E
12. B　13. E　14. C　15. D　16. B　17. E　18. C　19. D　20. A　21. CE
22. ABE　23. ACD　24. ABDE　25. BCD

二、简答题

26. 答：萜类化合物是指由若干个异戊二烯单元$(C_5H_8)_n$组成的化合物及其衍生物的总称。萜类化合物是根据分子中异戊二烯单元数进行分类。

27. 答：萜类化合物、芳香族化合物、脂肪族化合物和含氮、含硫化合物，其中萜类化合物是挥发油的主要组成成分。

第六章　天然药物化学成分的研究

一、选择题

1. A　2. B　3. A　4. B　5. A　6. ABCE

二、简答题

7. 答：单项预试验、系统预试验。

8. 答：制备供试液时，注意用色谱法首先将各类成分分离，避免相互干扰；其次选用专属性强的检识试剂或用多种试剂或者进行对照试验和空白试验，从而避免假阳性或假阴性结果的出现。

9. 答：系统溶剂萃取法、柱色谱法、薄层色谱法、高效液相色谱法等。

附　录

一、常用试剂的配制及使用方法

成分类型		试剂	配制方法	使用方法
糖类		① α-萘酚试剂	甲：10% α-萘酚乙醇液 乙：浓硫酸	使用时分别加入两液
		② 费林试剂	甲：结晶硫酸铜6.93g，加水至100ml 乙：酒石酸钾钠34.6g，氢氧化钠10g加水至100ml	使用前甲乙等量混合
		③ 多伦试剂	硝酸银1g，加水20ml溶解，滴加氨水（边加边搅）至开始产生沉淀近全部溶解为止，过滤	使用时滴加即可
		④ 冰醋酸-三氯化铁（α-去氧糖）试剂	甲：1%三氯化铁0.5ml加醋酸至100ml 乙：浓硫酸	使用时分别加入两液
苷类	黄酮	① 盐酸-镁粉(锌)试剂	甲：浓盐酸 乙：镁粉（锌）	使用时分别加入两液
		② 四氢硼钠（钾）试剂	甲：2%四氢硼钠（钾）甲醇液 乙：浓盐酸	使用时分别加入两液
		③ 三氯化铝试剂	1%~5%三氯化铝乙醇液	使用时滴加即可
		④ 锆盐-枸橼酸试剂	甲：5%二氯氧锆甲醇液 乙：2%枸橼酸甲醇液	使用时分别加入两液
		⑤ 醋酸镁试剂	0.5%醋酸镁甲醇液	使用时滴加即可

成分类型		试剂	配制方法	使用方法
苷类	蒽醌	① 醋酸镁试剂	0.5%醋酸镁甲醇液	使用时滴加即可
		② 氢氧化钾（钠）试剂	5%氢氧化钾（钠）水溶液	使用时滴加即可
		③ 对亚硝基二甲基苯胺试剂	1%对亚硝基二甲基苯胺吡啶溶液	使用时滴加即可
	香豆素	① 异羟肟酸铁试剂	甲：7%盐酸羟胺甲醇液 乙：10%氢氧化钾甲醇液 丙：1g三氯化铁加1%盐酸至100ml	使用时按甲、乙、丙顺序分别加入
		② 4-氨基安替比林-铁氰化钾试剂	甲：2% 4-氨基安替比林乙醇液 乙：8%铁氰化钾水溶液	使用时分别加入两液
	强心苷	① 碱性3,5-二硝基苯甲酸试剂	甲：2% 3,5-二硝基苯甲酸甲醇液 乙：8%氢氧化钾乙醇液	使用前甲乙等量混合
		② 碱性亚硝酰铁氰化钠试剂	甲：0.5%亚硝酰铁氰化钠乙醇液 乙：10%氢氧化钠乙醇液	使用时样品蒸干，溶于吡啶，先加甲液，后加乙液
		③ 碱性苦味酸试剂	甲：3.6%苦味酸甲醇液 乙：1%氢氧化钠乙醇液	使用前取甲液9ml与乙液1ml混合
	皂苷	① 溶血试验试剂（红细胞混悬液）	将新鲜家兔静脉血用洁净毛刷迅速搅拌除去纤维蛋白后，于离心机上离心分出红细胞，用生理盐水洗涤并离心至上清液无色，取低层红细胞配成2%生理盐水混悬液，冰箱贮存	使用时取出喷雾即可
		② 醋酐-浓硫酸试剂	甲：醋酐 乙：浓硫酸	样品蒸干，溶于醋酐，沿管壁小心加入浓硫酸

続表

成分类型	试剂	配制方法	使用方法
生物碱类	① 碘化铋钾试剂	甲：次硝酸铋钾1.7g，冰醋酸20ml，加水至100ml 乙：碘化钾40g，加水至100ml	甲乙等量体积混合置棕色瓶中使用时滴加即可
	② 改良碘化铋钾试剂	甲：0.85g次硝酸铋钾溶于10ml冰醋酸中，加水至40ml 乙：8g碘化铋钾溶于20ml水中加水至100ml	甲乙等量体积混合置棕色瓶中使用时滴加即可
	③ 碘化汞钾试剂	氧化汞1.36g，碘化钾5g，分别溶于20ml水中，将氯化汞液慢慢加入碘化钾液中，加水至100ml	使用时滴加即可
	④ 碘-碘化钾试剂	1g碘和10g碘化钾溶于50ml水中，加热，加2ml醋酐，再用水稀释至100ml	使用时滴加即可
	⑤ 硅钨酸试剂	1g硅钨酸溶于20ml水中，用10%盐酸调至pH 2左右	使用时滴加即可
	⑥ 苦味酸试剂	1%苦味酸水溶液	使用时滴加即可
甾体及三萜类	① 三氯化锑试剂	三氯化锑的饱和三氯甲烷溶液	使用时滴加即可
	② 间二硝基苯试剂	甲：2%间二硝基苯乙醇液 乙：14%氢氧化钾乙醇液	临用前等量混合
	③ 三氯乙酸试剂	三氯乙酸3.3g，溶于10ml三氯甲烷中，加过氧化氢1~2滴	使用时滴加即可
	④ 香草醛-浓硫酸试剂	0.5g香草醛加入50ml浓硫酸中	使用时滴加即可
氨基酸、蛋白质类	① 茚三酮试剂	0.2g茚三酮溶于100ml丙酮中加冰醋酸3ml	使用时滴加即可
	② 双缩脲试剂	甲：10%氢氧化钠液 乙：1%硫酸铜溶液	使用前等量混合

成分类型	试剂	配制方法	使用方法
酚类	① 三氯化铁试剂	2%三氯化铁水溶液	使用时滴加即可
	② 三氯化铁－铁氰化钾试剂	甲：2%三氯化铁水溶液 乙：1%铁氰化钾水溶液	临用前等量混合

二、常用溶剂的物理常数和性能

溶剂	熔点（℃）	沸点（℃）	密度（D_4^{20}）	折光率（n_D^{20}）	介电常数（ε）	水中溶解度（%）
甲酰胺	3	211	1.133	1.447 5	111	任意混合
水	0	100	0.998	1.333	80.1	任意混合
甲醇	−98	65	0.791	1.328 4	32.7	任意混合
乙醇	−114	78	0.789	1.361 4	24.5	任意混合
丙酮	−95	56	0.788	1.358 7	20.7	任意混合
异丙醇	−90	82	0.786	1.377 2	19.9	任意混合
吡啶	−42	115	0.983	1.510 2	12.4	任意混合
二氯乙烷	−95	40	1.326	1.424 1	8.93	任意混合
乙酸	17	118	1.049	1.371 6	6.15	任意混合
正丁醇		118	0.810	1.397	17.5	7.45
乙酸乙酯	−84	77	0.901	1.372 4	6.02	8.08
三氯甲烷	−64	61	1.489	1.445 8	4.81	0.82
乙醚	−117	35	0.713	1.352 4	4.33	6.04
二硫化碳	−112	46	1.274	1.629 5	2.64	0.29
二乙胺	−50	56	0.707	1.386 4	2.4	任意混合
甲苯	−95	111	0.867	1.496 9	2.38	0.15
四氯化碳	−23	77	1.594	1.460 1	2.24	0.08
环己烷	6	81	0.778	1.426 2	2.02	0.01

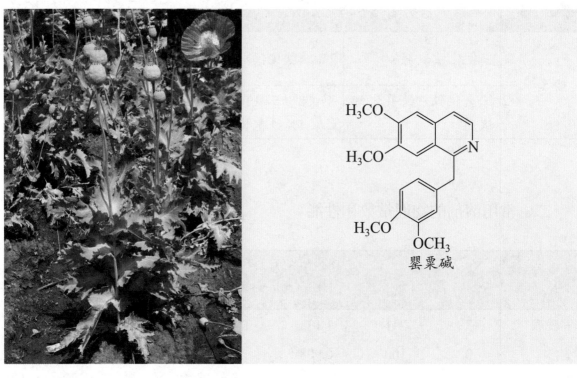

彩图1　罂粟

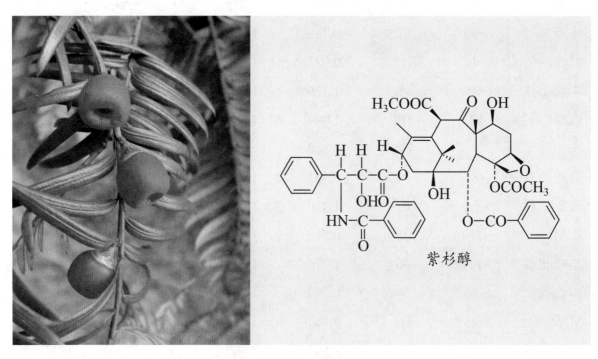

彩图2　南方红豆杉

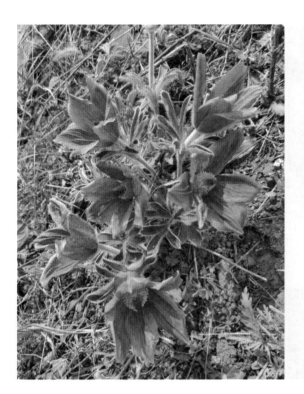

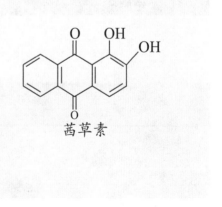

23-羟基白桦酸

彩图3　白头翁

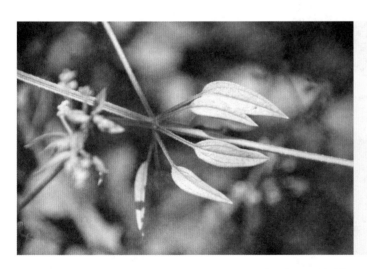

茜草素

彩图4　茜草

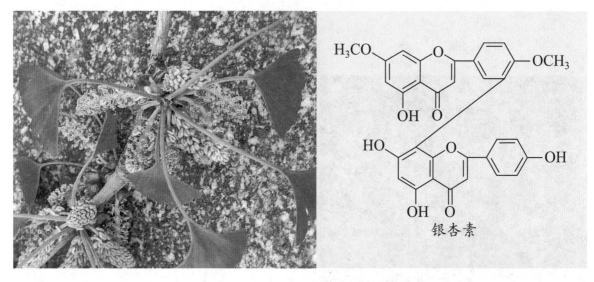

彩图5 银杏

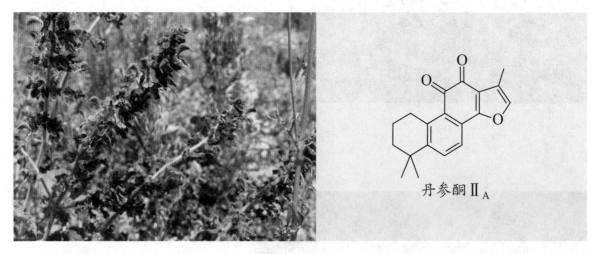

彩图6 丹参

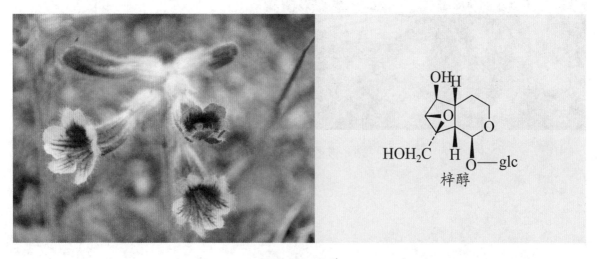

彩图7 地黄

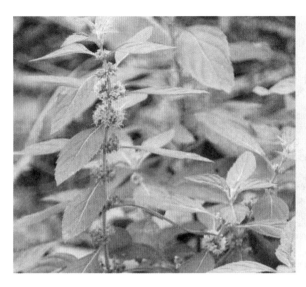

薄荷醇

彩图 8　薄荷

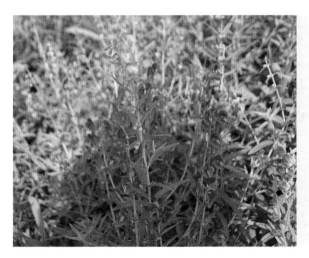

黄芩苷

彩图 9　黄芩

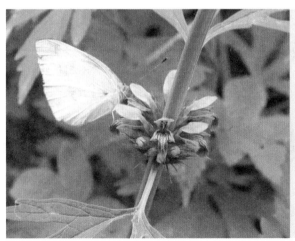

益母草碱

彩图 10　益母草

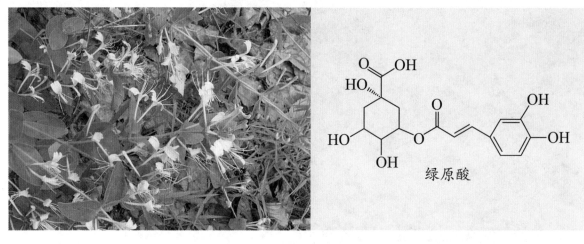

彩图11　忍冬

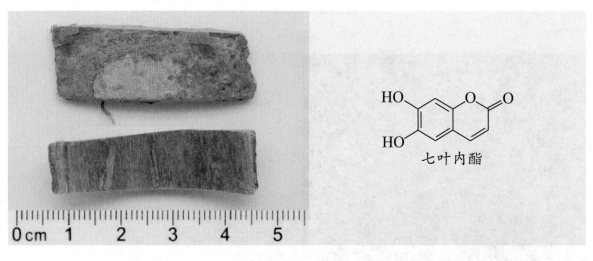

彩图12　秦皮

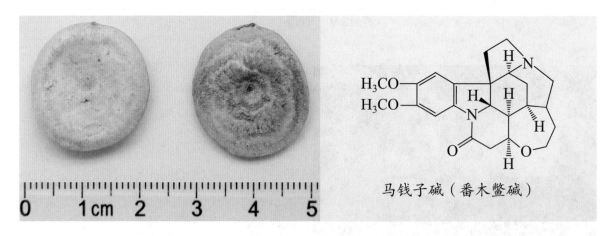

彩图13　马钱子

（彩图3~彩图11摄影　王幼鹏）

（王幼鹏）

天然药物化学基础课程标准

（供药剂、制药技术应用专业用）

一、课程性质

天然药物化学基础是中等卫生职业教育药剂、制药技术应用专业重要的专业基础课程之一。本课程的主要内容是天然药物中各类化学成分的结构特点、理化性质、提取分离和检识的方法、操作技术及实际应用等。本课程是建立在学生学习过无机化学、有机化学、分析化学、生物化学、天然药物学等课程的基础上开设，并与药物化学、药物分析、药物制剂技术、中药炮制技术等课程相续并用。

天然药物化学是应用现代化学理论和方法研究天然药物中的化学成分，学生通过学习能掌握必需、够用的天然药物化学基本知识，学会将实训技能与岗位工作相对接，并通过课程思政的新型教育教学模式，完成"立德树人"的教育总目标。

二、课程目标

（一）思政目标

1. 树立人与自然和谐统一、保护生态、践行节约、绿色低碳的环保理念。

2. 培养科学严谨、崇尚科学、热爱科学的创新探究精神。

3. 端正学习态度、热爱药学工作，培养"医者仁心"的岗位情怀。

（二）知识、技能与素养目标

1. 掌握各类天然药物化学成分提取、分离和检识的基本知识与操作技能，学会实际应用；能够根据各类天然药物化学成分的性质设计出合理的提取分离方案。

2. 熟悉天然药物化学的相关概念，主要化学成分的结构特点、理化性质。

3. 了解各类天然药物化学成分在植物体内的存在方式和主要生物活性。

4. 学会运用化学检识法、色谱检识法鉴别各类天然药物化学成分。

5. 具有对天然药物及其制剂中的质量控制成分进行资料查阅、结构归类、含量测定、信息收集、总结分析等能力，确保临床用药的真实性、有效性和安全性。

6. 具有从事药剂专业岗位的职业道德，严谨细致的工作态度，实事求是的工作作风。

三、教学时间分配

教学内容	学时		
	理论	实训	合计
一、绪论	4		4
二、天然药物化学成分的提取分离和检识方法	8	2	10
三、糖和苷类			
（一）概述	4		4
（二）蒽醌	4	4	8
（三）黄酮	4	6	10
（四）香豆素	2		2
（五）强心苷	2		2
（六）皂苷	2		2
四、生物碱类	6	8	14
五、萜类和挥发油类	4	4	8
六、天然药物化学成分的研究	2	4	6
机动		2	2
合计	42	30	72

四、课程内容和要求

单元	教学内容	教学要求	教学活动参考	参考学时	
				理论	实训
一、绪论	（一）概述		理论讲授	2	
	1. 天然药物及其化学成分	掌握			
	2. 天然药物化学成分的主要类型	熟悉	讨论归纳		
	3. 天然药物化学发展简介	了解			
	（二）学习天然药物化学的目的	熟悉	实例分析	2	
	1. 探索天然药物防病治病的机理				
	2. 控制天然药物及其制剂的质量				
	3. 改进药物剂型以满足多元化用药需求				
	4. 提供天然药物炮制的科学依据				
	5. 促进天然药物的开发和利用		数字题检测		

单元	教学内容	教学要求	教学活动参考	参考学时 理论	参考学时 实训
二、天然药物化学成分的提取分离和检识方法	（一）提取方法			3	
	1. 溶剂提取法	掌握	理论讲授		
	2. 水蒸气蒸馏法	掌握			
	3. 超临界流体萃取法	熟悉			
	4. 升华法	了解	讨论归纳		
	（二）分离方法		理论讲授	2	
	1. 两相溶剂萃取法	掌握	示教		
	2. 沉淀法	掌握			
	3. 结晶法	熟悉			
	4. 色谱法	掌握			
	5. 其他方法	了解	讨论归纳		
	（三）检识方法			2	
	1. 化学检识	熟悉			
	2. 色谱、波谱检识	掌握	多媒体演示		
	（四）提取分离方法和技术在天然药物制药行业的应用			1	
	1. 天然药物制药行业概况	了解			
	2. 应用	熟悉	实例分析 数字题检测		
	实训一　色谱法操作练习	熟练技能	项目教学		2
三、糖和苷类	（一）概述				
	1. 糖类	熟悉、了解	理论讲授	2	
	2. 苷类	掌握、熟悉	多媒体演示	2	
	（二）蒽醌		理论讲授		
	1. 结构分类	掌握	多媒体演示	2	
	2. 理化性质	掌握	实例分析	2	
	3. 提取分离	熟悉、了解	数字题检测		
	实训二　大黄中蒽醌苷元的提取分离与检识	熟练技能	项目教学 数字题检测		4

单元	教学内容	教学要求	教学活动参考	参考学时理论	参考学时实训
三、糖和苷类	（三）黄酮		理论讲授		
	1. 结构分类	掌握	多媒体演示	2	
	2. 理化性质	掌握	实例分析	2	
	3. 提取分离	熟悉、了解	数字题检测		
	实训三 槐米中芦丁的提取分离与检识	熟练技能	项目教学		6
	（四）香豆素		理论讲授	2	
	1. 结构分类	掌握	多媒体演示		
	2. 理化性质	掌握	实例分析		
	3. 提取分离	熟悉、了解			
	（五）强心苷		理论讲授	2	
	1. 结构分类	熟悉	多媒体演示		
	2. 理化性质	掌握	实例分析		
	3. 提取分离	了解			
	（六）皂苷		理论讲授	2	
	1. 结构分类	掌握	多媒体演示		
	2. 理化性质	掌握	实例分析		
	3. 提取分离	熟悉、了解	数字题检测		
四、生物碱类	（一）结构分类	熟悉	理论讲授	2	
	（二）理化性质		多媒体演示		
	1. 性状	熟悉	教学录像	2	
	2. 旋光性	熟悉	实例分析		
	3. 溶解性	掌握	数字题检测		
	4. 碱性	掌握			
	5. 检识	熟悉			
	（三）提取分离			2	
	1. 提取	掌握			
	2. 分离	熟悉			
	3. 实例—麻黄生物碱类	了解			
	实训四 防己中粉防己碱和防己诺林碱的提取分离与检识	熟练技能	教学录像项目教学		8

单元	教学内容	教学要求	教学活动参考	参考学时	
				理论	实训
五、萜类和挥发油类	（一）萜类		理论讲授	2	
	1. 结构分类	熟悉	多媒体演示		
	2. 理化性质	了解	实例分析		
	3. 实例——黄花蒿中青蒿素成分的提取分离	了解			
	（二）挥发油类		理论讲授	2	
	1. 化学组成	掌握	多媒体演示		
	2. 理化性质	掌握	讨论归纳		
	3. 提取分离	掌握	数字题检测		
	实训五　八角茴香中挥发油的提取与检识	熟练技能	项目教学		4
六、天然药物化学成分的研究	（一）研究途径	了解	理论讲授		
	（二）研究方法			2	
	1. 调查研究	了解	多媒体演示		
	2. 天然药物化学成分的预试验	熟悉	实例分析		
	3. 天然药物化学成分的提取分离	了解	讨论归纳		
	4. 有效成分鉴定简介	了解	数字题检测		
	实训六　综合操作技能实训考核	熟练技能把握标准	分组抽签技能操作严格评判		4